为健康"骨"劲

骨科120丛书

总顾问 刘昌胜 张英泽 戴尅戎

总主编 苏佳灿

脊柱

U0257646

120问➕

主编 ◎ 蒋盛旦 陈鹏博 郑火亮

上海大学出版社

图书在版编目(CIP)数据

脊柱120问 / 蒋盛旦，陈鹏博，郑火亮主编．
上海：上海大学出版社，2024．7．--（为健康"骨"
劲 / 苏佳灿总主编）．-- ISBN 978-7-5671-5011-9

Ⅰ．R681．5-44

中国国家版本馆CIP数据核字第2024JV5145号

策划编辑　陈　露
责任编辑　高亚雪
封面设计　缪炎栩
技术编辑　金　鑫　钱宇坤

为健康"骨"劲

脊柱120问

蒋盛旦　陈鹏博　郑火亮　主编

上海大学出版社出版发行
（上海市上大路99号　邮政编码200444）
（https://www.shupress.cn　发行热线021-66135112）
出版人　戴骏豪

*

南京展望文化发展有限公司排版
上海颛辉印刷厂有限公司印刷　　各地新华书店经销
开本890mm×1240mm　1/32　印张4　字数80千
2024年8月第1版　2024年8月第1次印刷
ISBN 978-7-5671-5011-9/R·64　定价　58.00元

版权所有　侵权必究
如发现本书有印装质量问题请与印刷厂质量科联系
联系电话：021-57602918

本书编委会

顾　问　蒋雷生

主　编　蒋盛旦　陈鹏博　郑火亮

编　委　（按姓氏笔画排序）
王宇仁（上海交通大学医学院附属新华医院）
木拉德·买尔旦（上海交通大学医学院附属新华医院）
李　波（上海交通大学医学院附属新华医院）
陆泽宇（上海交通大学医学院附属新华医院）
陈鹏博（上海交通大学医学院附属新华医院）
郑火亮（上海交通大学医学院附属新华医院）
郑新峰（上海交通大学医学院附属新华医院）
徐清鉴（上海交通大学医学院附属新华医院）
蒋盛旦（上海交通大学医学院附属新华医院）
蔡　昊（上海交通大学医学院附属新华医院）

序 言

　　"岁寒,然后知松柏之后凋也。"意为一个人的节操与品行,只有在困境中才能显现。而我等从医者,正是立志守护人身之"松柏"——强健的骨骼。

　　骨为身之干,支撑起生命的屹立不倒。然世间疾病千奇百怪,骨疾尤为凶险。有如暗夜突袭的骨折创伤,似无声蚕食的骨质疏松,或如幽灵般游走的骨肿瘤……无不考验着骨科医者的智慧与经验。

　　本丛书以"强骨"为宗旨,撷取骨科领域精华,解答患者关切。自创伤骨科到关节外科,从脊柱到四肢,举凡骨科疑难疑点,图文并茂,一一道来。寓医理于浅言,蕴经验于问答。言简意赅却包罗万象,通俗晓畅而雅俗共赏。

　　本丛书共21个分册,涵盖骨科所有常见疾病,是目前国内最系统、最全面的骨科疾病科普系列丛书。从骨折、骨不连等常见创伤,到骨性关节炎、骨质疏松等慢性病,从关节镜微创技术到修复重建难题,从骨科护理常识到康复指导,可谓全方位、多角度、立体化地解答骨科常见疾病诊疗问题。120问的内容设计,聚焦读者最迫切的疑惑,直击骨科就诊最本质的需求,力求读者短时间内获取最实用的知识。这是一系列服务骨科医患共同的工具书,更是一座沟通医患的桥梁。

"岁月不居,时节如流。"随着人口老龄化加剧,骨科疾病频发。提高全民骨健康意识,普及骨科养生保健知识,已刻不容缓。我们坚信,树立正确观念,传播科学知识,能唤起公众对骨骼健康的关注,进而主动规避骨病风险。这正是本丛书的价值所在,亦是编写初衷。

让我们携手共筑健康之骨,守望生命之本,用"仁心仁术"抒写"岁寒不凋"的医者丰碑,用执着坚守诠释"松柏常青"的"仁爱仁医"。

"博观而约取,厚积而薄发",愿本丛书成为广大读者的良师益友,为患者带去希望,为医者增添助力。让我们共同守护人体这座最宏伟的"建筑",让健康的骨骼撑起每一个生命的风帆,乘风破浪,奋勇前行!

总主编 苏佳灿

2024 年 7 月

前　言

　　在医学领域中,脊柱健康的重要性不言而喻。作为人体的支柱,脊柱不仅承受着我们的体重,还保护着脊髓和神经根等关键结构。因此,对脊柱疾病的深入了解和科学治疗至关重要。为了满足广大读者对脊柱健康知识的需求,我们编写了这本《脊柱120 问》。

　　本书旨在通过问答的形式,为读者提供关于脊柱的全面而实用的信息。无论是脊柱的解剖结构、生理功能,还是脊柱疾病的预防、诊断和治疗,本书都进行了详细的解答。同时,我们还特别关注了脊柱疾病的康复,以帮助患者更好地恢复健康。

　　本书既适合广大患者和家属阅读,也适合医疗从业者参考。对于患者和家属来说,本书可以提供科学的指导和帮助,使他们更加理性地对待疾病,积极配合治疗,加快康复进程。对于医疗从业者来说,本书则可以作为一本实用的工具书,帮助他们更好地了解脊柱疾病的最新治疗方法和理念。

　　总之,《脊柱120 问》是一本通俗易懂、实用性强的脊柱健康科普读物。我们希望本书可以帮助广大读者更好地了解脊柱健康知识，提高脊柱疾病的预防和治疗水平，为人们的健康生活贡献一份力量。

编　者

2024 年 3 月

目 录

第二篇　脊柱影像

第三篇　小儿脊柱

第四篇 颈椎

第五篇 胸椎

第十二篇 骨质疏松症

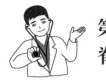

第一篇
脊柱总论

1 什么是脊柱?

脊柱是人体骨骼系统中的关键组成部分,起着支撑和保护脊髓的重要作用。成年人的脊柱由 7 块颈椎、12 块胸椎、5 块腰椎及骶骨、尾骨组成。这些椎骨相互堆叠,形成一根纵向的柱状结构,从头部一直延伸到骨盆区域。

脊柱的每个部分都有特定的特征和功能。颈椎位于脊柱的顶部,主要支持头部的重量,并允许头部的转动和倾斜。胸椎位于中背部,与肋骨相连,提供胸部的稳定性,同时也允许呼吸运动。腰椎较大且更厚,负责支撑上半身的重量,并允许身体的弯曲和扭转。骶骨是位于骨盆底部的椎骨,是骨盆的一部分。尾骨处于脊柱的最底部,通常较小,没有明显的功能,但在一些动作中也起到一定的作用。

脊柱的生理曲度是脊柱在自然状态下所呈现出的弯曲形态,是人体为了适应直立行走和头部活动等需求而逐渐形成的。主要包括颈椎前凸、胸椎后凸、腰椎前凸和骶骨后凸四个部分。颈椎前凸位于颈部,使头部能够灵活转动并保持稳定;胸椎后凸为

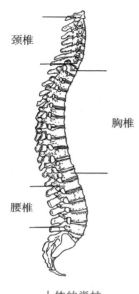

颈椎

胸椎

腰椎

人体的脊柱

胸廓提供空间,保护心、肺等重要器官;腰椎前凸有助于分散腰椎受力,减少腰椎损伤的风险;骶骨后凸与骨盆相连,维持骨盆的稳定性。正常的生理曲度对于保持身体的平衡和稳定至关重要。

脊柱使我们的身体能够保持直立姿势且具有高度的灵活性,允许进行各种活动。此外,脊柱还起到保护脊髓的作用,确保其不受外部伤害。

因此,维护脊柱健康至关重要。良好的体态和正确的体位有助于减轻脊柱所受压力。定期运动、练习核心肌肉、避免长时间保持同一姿势,以及提供足够的营养和钙质,都有助于维护脊柱的健康。当脊柱问题出现时,如脊柱弯曲或椎间盘问题,医疗专业人员可以提供治疗建议,以帮助恢复脊柱的功能和减轻疼痛。

脊柱的作用是什么?

首先,脊柱提供了身体所需的支撑。它形成了一个坚固的骨架,支持头部、颈部和上半身的重量,使我们能够保持直立姿势。这是人类行走、站立和进行各种日常活动的基础。

其次，脊柱在保护脊髓和神经根方面发挥了至关重要的作用。脊髓是中枢神经系统的一部分，负责传递大脑和身体其他部分之间的信息。脊柱的骨骼结构提供了坚实的外部保护，确保脊髓不受外部损伤的影响。神经根从脊髓发出，穿过脊柱的神经管道，将神经信号传送到全身各个部分，控制和协调身体的运动和感觉。

此外，脊柱还参与了身体的各种运动功能。它的柔韧性和关节结构允许身体进行弯曲、扭转、侧屈等多种动作。这种运动功能使我们的身体能够适应不同的环境和任务，从日常活动到体育运动，都依赖于脊柱的运动功能。

3 脊柱的生理曲度有什么作用？

脊柱的生理曲度在人体中扮演着非常重要的角色，它对身体的健康和功能有着深远的影响。脊柱的生理曲度有以下作用：

（1）增加脊柱的弹性：脊柱的生理曲度使其具有一定的弯曲和柔韧性，这有助于缓解外部冲击和震动对身体的影响。特别是在行走、跑步、跳跃等活动中，脊柱的生理曲度可以减小冲击，保护身体。

（2）维持身体平衡：脊柱的生理曲度导致身体的重心位于骨盆区域，这有助于维持身体的平衡。良好的平衡对于日常活动、运动和避免跌倒至关重要。

（3）维持正确的姿势：脊柱的生理曲度有助于维持正确的姿势，特别是颈部和腰部的生理曲度有助于减轻这些区域的压力，降低颈椎和腰椎疾病的风险。正确的姿势有助于预防姿势相关性疾病，如驼背或颈椎疼痛。

（4）增强肌肉力量：脊柱的生理曲度促使背部肌肉和核心肌肉参与维持正确的姿势和支撑脊柱。这有助于增强这些肌肉的力量，提高稳定性和支撑能力。

④ 什么是椎间盘？

椎间盘是位于人体脊柱上相邻椎骨间的重要结构，它在脊柱的正常功能和稳定性中发挥关键作用。椎间盘主要由两部分组成：

（1）外部的纤维环：外部的纤维环是椎间盘的坚固外层，由一系列环形纤维组成。这些纤维提供了椎间盘的强度和耐久性，起到了保护和支撑作用。外部的纤维环可以承受脊柱上的重力和各种运动所产生的应力，有助于维持脊柱的稳定性。

（2）内部的髓核：内部的髓核位于外部的纤维环的中央部分，它是一种压缩性较强的胶状物质。髓核的主要功能是吸收和分散脊椎受到的压力和震动。它充当了椎间盘的减震器，有助于缓解脊柱在各种活动中的压力，特别是弯曲、扭转和挤压时。

椎间盘的结构使其能够承受脊柱上的压力，保持脊柱的灵活性。然而,椎间盘也容易受到损伤或疾病的影响,这可能导致椎间盘局部的变形、膨出或突出,从而引发背部疼痛、神经压迫和其他相关问题。因此,维护椎间盘的健康至关重要,包括保持正确的姿势、避免过度的脊柱压力、进行适当的体育锻炼以增强支撑脊柱的肌肉,以及采用健康的生活方式来预防椎间盘问题。

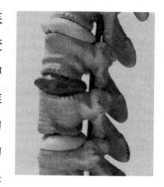

椎间盘退变

5 脊柱的重要肌肉有哪些?

脊柱周围的肌肉在维护脊柱的稳定性和支持其功能方面扮演着重要的角色。以下是一些脊柱周围的重要肌肉:

（1）背阔肌:背阔肌是背部最大的肌肉,它覆盖了大部分脊柱上部和下部的区域。这个肌肉可以使脊柱弯曲,并在肩膀的运动中发挥作用。它的主要功能包括使肩部向后旋转。

（2）竖脊肌:竖脊肌是一组位于脊柱两侧的肌肉,贯穿整个脊柱的纵向,主要负责控制脊柱的弯曲和旋转。竖脊肌是脊柱旁最长、最大的肌肉群,支撑和稳定脊柱,帮助维持正确的姿势。

（3）腰方肌:腰方肌位于脊柱两侧,主要连接到腰椎和肋骨。它可以使脊柱侧屈,帮助维持身体的平衡和支持。

（4）腰大肌:腰大肌位于腰椎前方,是一块深层腹肌。与腰方肌一起，腰大肌可以使脊柱产生前屈动作，并参与髋部的屈曲。

6 脊柱的重要韧带有哪些?

脊柱的稳定性和支持受到多个重要韧带的影响，其中一些关键韧带包括：

（1）前纵韧带：前纵韧带位于脊柱的前部，覆盖椎体和椎间盘的前外侧面。它有助于保持椎体之间的稳定性，同时防止脊柱过度伸展。前纵韧带在支撑脊柱前弯和向前倾斜时发挥重要作用。

（2）后纵韧带：后纵韧带位于脊柱的后部，沿着椎体后部穿越椎管。它连接椎体和相邻的椎间盘，有助于防止脊柱过度弯曲和腰椎间盘突出。后纵韧带在支撑脊柱的后弯和向后倾斜时发挥作用。

（3）黄韧带：黄韧带是一种宽阔的、黄色的弹性纤维，连接相邻的椎板，形成椎管的后壁。它有助于防止椎板分离，避免脊柱快速弯曲时椎间盘受到损害。

（4）棘间韧带和棘上韧带：这两种韧带连接相邻的棘突，对于维持脊柱后柱的稳定性至关重要。它们有助于防止过度的脊柱弯曲，维持脊柱的正确姿势，并支撑脊柱在各种运动中的稳定性。

脊柱疾病的检查方法有哪些?

脊柱疾病的检查方法多种多样,以下是常见的几种:

(1) X线检查:可用于观察脊柱的形态、位置、稳定性和骨折等。它可以提供关于骨骼结构的信息,但对软组织和脊髓的可视化有限。

(2) CT检查:可提供更详细的脊柱结构图像,包括椎骨、椎间盘、椎管等。它通常用于评估椎间盘突出、骨质增生等问题。

(3) MRI检查:可提供详细的软组织图像,包括脊髓、椎间盘、韧带和神经根。它在评估椎间盘疾病、脊髓肿瘤等方面非常有用。

(4) 脊髓造影:脊髓造影是一种通过向脊髓注射造影剂来观察脊髓形态和功能的检查方法。它通常用于评估脊髓病变,如脊髓空洞症或脊髓肿瘤。

(5) 肌电图:肌电图用于评估神经肌肉的功能状态。它通常用于诊断神经根炎、肌肉萎缩等问题。

(6) 体格检查:体格检查包括对脊柱的关节活动度、肌力、神经反射等进行评估。这有助于医生了解脊柱疾病对患者的功能影响。

 脊柱退变的原因是什么?

脊柱退变是一种常见的脊柱疾病,脊柱退变的原因可能因个体差异而异，往往是多种因素综合作用的结果，包括：

（1）长期劳损：长期从事需要弯腰、扭转或举重等活动的职业，如建筑工人、搬运工或农民，容易过度使用脊柱，从而引起退变。

（2）骨质疏松症：骨质疏松症是一种骨骼疾病，使骨骼变得脆弱，容易受损。椎骨可能因骨密度减少而更容易发生退变。

（3）不良生活习惯：长时间保持不良姿势，坐姿或站姿不当，或者缺乏体育锻炼，都可能增加脊柱受损的风险。

（4）遗传因素：遗传因素在脊柱退变中也可能起到一定作用，某些家庭可能有较高的脊柱疾病发病率。

（5）年龄：随着年龄的增长，脊柱的结构和功能自然会发生变化，容易发生退变。这一过程通常称为脊柱老化。

（6）其他疾病：一些其他疾病或情况，如炎症性关节病、先天性畸形、感染等，也可能导致脊柱退变。

9 脊柱病变与姿势有什么关系？

脊柱病变与姿势之间存在密切的关系。不正确的姿势可以对脊柱产生负面影响，可能导致脊柱病变的发生。以下是关于脊柱病变与姿势之间关系的一些要点：

（1）长期不正确的姿势：长时间保持不正确的坐姿或站姿，如驼背、弯腰过度、低头看手机或电脑，会使脊柱的某些部位受到不正常的压力和扭曲,增加了脊柱受损的风险。

（2）姿势与脊柱生理曲度：不正确的姿势可能导致脊柱的生理曲度发生改变。正常脊柱具有生理曲度,如颈椎和腰椎向前凸出,而胸椎和骶尾骨向后凸出。保持正确的姿势有助于维护这些曲度,而不正确的姿势可能导致它们发生不正常的变化。

（3）姿势与肌肉和韧带：不正确的姿势可能使脊柱周围的肌肉和韧带长期处于紧张状态。这种紧张可能导致肌肉劳损、韧带拉伤和疼痛,对脊柱的稳定性产生不利影响。

10 如何预防脊柱病变的发生？

预防脊柱病变的发生是一个综合性的任务,需要在日常生活中多方面着手。以下是一些建议,可有效地降低脊柱病变的风险。

首先,保持正确的姿势是预防脊柱病变的基础。在站立、坐姿和行走时,保持身体直立,避免长时间弯腰、低头或扭曲身体。及时活动颈部和腰部,以缓解肌肉疲劳。

其次,适度的锻炼是增强脊柱健康的关键。有氧运动如游泳、瑜伽和跑步等,能够增强脊柱周围的肌肉和韧带,提高脊柱的支撑能力。但要注意避免过度运动,以免引起肌肉疲劳和韧带拉伤。

此外,合理饮食也是预防脊柱病变的一部分。均衡的饮食可以提供身体所需的营养,增强免疫力。确保摄入足够的蛋白质、维生素和矿物质,同时避免摄入过多的脂肪和糖分,以减少身体的负担。

另外,避免过度负重是关键之一,特别是在搬运重物时,采取正确的姿势和技巧,避免过度用力。防止跌倒也是关注的重点。注意行走时的环境,特别是在湿滑或不平整的地面上。参与高风险活动时,佩戴适当的防护装备,如安全带和头盔,以减少跌倒对脊柱的潜在伤害。

定期体检是及时发现潜在脊柱问题的重要手段。特别是对于存在家族遗传史或其他高风险因素的人群,更应该定期进行身体检查,包括脊柱的检查。

 11 长期低头对脊柱的影响是什么?

长期低头对脊柱的影响是多方面的,包括颈部肌肉、颈椎、肩部、背部及整体脊柱结构。以下是对这些影响的进一步解释:

(1)颈部肌肉疲劳和疼痛:长期低头导致颈部肌肉持续处于紧张状态,引起肌肉的疲劳和疼痛。这可能影响到颈椎的正常支持和稳定功能。

(2)颈椎曲度改变:长期低头可能导致颈椎曲度逐渐改变,

进而增加颈椎间盘突出和颈椎骨质增生的风险。这些问题可能导致颈部的疼痛、僵硬感,甚至影响到神经结构。

(3)肩部疼痛:长期低头使肩部肌肉持续处于前屈状态,导致肩部肌肉疲劳和疼痛,尤其是斜方肌、肩胛提肌等肌肉可能受到明显的影响。

(4)背部疼痛:长期低头导致背部肌肉长时间处于紧张状态,可能引发背部肌肉的疲劳和疼痛,尤其是菱形肌、下背部肌肉等。

(5)脊柱侧凸:长期低头使得颈部和腰部肌肉长时间处于不平衡状态,可能导致脊柱出现侧凸。这不仅加重颈部和腰部的疼痛和僵硬,还可能对整体脊柱结构产生负面影响。

12 久坐对脊柱的影响是什么?

久坐对脊柱的影响是多方面的,主要涉及脊柱曲度、肌肉状态、椎间盘和姿势等方面。以下是对这些影响的详细解释:

(1)脊柱曲度改变:长时间保持同一坐姿,特别是在没有正确支撑的情况下,可能导致脊柱曲度发生改变。这种曲度的改变可能表现为脊柱前倾或后倾,增加了脊柱侧凸或驼背等问题的风险。

(2)肌肉紧张和萎缩:久坐使身体肌肉长时间处于静止状态,缺乏运动和活动。这会导致肌肉紧张和萎缩,特别是颈部、背部和臀部等关键部位的肌肉。肌肉状态不佳可能导致疼痛、僵硬和运动功能受损。

（3）椎间盘退化：久坐使脊椎承受持续的压力，这可能导致椎间盘逐渐脱水和退化。椎间盘的退化可能引发椎间盘突出和坐骨神经痛等问题，影响脊柱的稳定性和弹性。

13 搬重物对脊柱的影响是什么？

搬重物对脊柱的影响主要涉及肌肉、脊柱结构和关节：

（1）肌肉疲劳和损伤：搬重物需要大量的肌肉参与，特别是腰部、背部和手臂的肌群。不正确的搬运姿势或用力不当可能导致肌肉疲劳和损伤。腰部肌肉在这个过程中扮演着重要的角色，如果搬运姿势不当或用力过大，可能引发腰部疼痛、肌肉拉伤，甚至导致腰椎间盘突出等问题。

（2）脊柱弯曲和压力增加：不正确的搬运姿势可能导致脊柱的异常弯曲，特别是在搬运较重的物品时。这会增加腰椎的压力，提高腰椎间盘突出的风险。长此以往可能导致椎间盘退化，引起腰椎的慢性问题。

（3）关节磨损和退行性改变：长期频繁搬重物可能导致脊柱关节的磨损和退行性改变。这包括椎间小关节，长期的重复性活动可能引发关节炎、骨质增生等问题。关节的退行性改变可能导致慢性疼痛和活动受限。

14 睡姿对脊柱的影响是什么？

睡姿确实是影响脊柱健康的一个重要因素。以下是睡姿对脊柱的影响：

（1）侧卧位：被认为是对脊柱较为有利的睡姿之一。这种睡姿可以减轻脊柱的负担，尤其是对于腰椎和颈椎来说。膝关节略微弯曲并保持身体的自然曲线，有助于维持脊柱的正常对齐。同时，侧卧位有助于减轻骨盆和脊柱受到的压力，减少脊柱损伤的风险。

（2）俯卧位：可能对脊柱造成较大的负担。在这种睡姿下，头部和胸部的重量会直接压迫到脊柱，增加颈椎和胸椎的受力。这可能导致脊柱的不自然弯曲，加重颈部和背部的疼痛，并使肌

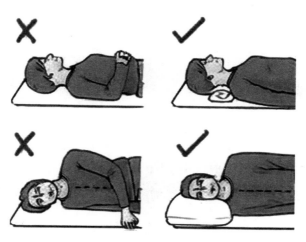

正确的睡姿

肉处于紧张状态。

（3）仰卧位：是相对较自然的睡姿，对脊柱的影响较小。在这种姿势下，脊柱能够相对平直，没有受到过多的压力。然而，枕头的高度和位置对颈椎的健康也有影响。过高或过低的枕头可能会引起颈椎问题，如疼痛或僵硬。

15 如何正确使用护颈托？

使用护颈托是一种辅助性的措施，正确的使用方法能够更好地保护颈椎，以下是正确使用护颈托的方法：

（1）调整至适当的松紧度：在将护颈托固定于颈部时，确保调整至适合的松紧度。过紧的护颈托可能引起颈部肌肉萎缩和僵硬，而过松则无法提供有效的支持。

（2）避免长时间佩戴：护颈托应该作为一种短期的临时固定工具，而不是常规使用的替代品。长时间佩戴可能导致颈部肌肉的依赖，反而加重颈椎问题。在卧床休息或在室内时，可以不使用护颈托。

（3）白天室外注意佩戴：特别是在室外公共场合，如外出活动、行走等，注意佩戴护颈托，以防止颈部受到外界伤害。在这些情况下，护颈托能够提供额外的支持和保护，帮助减轻颈部的压力。

（4）不适时及时就医：护颈托仅是一种临时的辅助措施，不应替代专业的医疗诊断和治疗。

总体来说,护颈托的正确使用方法包括调整至适当的松紧度、避免长时间佩戴、白天室外注意佩戴,以及及时就医寻求专业建议。

16 护颈托的治疗原理是什么?

护颈托的治疗原理涉及多个方面,主要包括以下几个方面:

(1)提供支撑力:通过对颈椎的支持,减轻颈部的压力和负担。特别是在颈椎病或颈部疼痛的情况下,可以缓解疼痛。

(2)改善颈部血液循环:通过提供适当的支撑,护颈托能够促使血液更顺畅地流动到颈部,从而为颈椎及周围组织提供足够的氧气和营养,有助于加速康复过程。

(3)帮助颈部放松:护颈托可以帮助颈部肌肉得到一定的放松,减轻肌肉的张力。这对于缓解颈椎病引起的肌肉紧张和疼痛非常有效。

(4)纠正颈部姿势:护颈托设计合理的情况下,可以起到纠正颈部姿势的作用。

(5)防止颈椎病的发生和发展:通过提供支持和纠正颈部姿势,护颈托有助于预防颈椎病的发生和发展。特别是对于长期需要保持一个姿势的人群,如办公室工作人员,护颈托的使用可以帮助维持颈部的健康。

如何正确使用护腰带？

正确使用护腰带对腰部的保护和缓解疼痛确实有帮助。以下是关于如何正确使用护腰带的一些建议：

（1）适用人群：护腰带主要适用于腰部疼痛、腰椎间盘突出、腰椎管狭窄等腰部疾病的患者。在使用之前，最好先咨询医生，以确定是否适合使用护腰带。

（2）使用时间：佩戴护腰带的时间不宜过长，一般建议使用1~2个月。长时间过度依赖护腰带可能导致腰部肌肉无力或萎缩。

（3）佩戴位置：护腰带应佩戴在腰部，贴近腰椎部位，以提供足够的支撑和保护。确保护腰带的上下边缘覆盖肋骨和髋骨，以避免对腹部造成压力。

（4）调节力度：根据个人体型和疼痛程度调节护腰带的力度。护腰带的松紧度一般以能够插入两个手指为宜，过紧或过松都会影响保护效果。

（5）避免长时间坐姿：长时间坐姿会增加腰部的压力，不利于康复。在使用护腰带期间，应尽量避免过长时间的坐姿，适时站立或行走。

（6）配合锻炼：护腰带提供支持，但不能完全替代腰部锻炼。在使用护腰带期间，适度进行腰部锻炼，增强腰部肌肉的力量和稳定性。

（7）注意清洁：护腰带使用后应定期清洁，以保持清洁和卫生。避免长时间暴晒和处于潮湿环境，以延长护腰带的使用寿命。

（8）遵从医嘱：在使用护腰带的过程中，应遵从医生的建议和指导。

18 护腰带的治疗原理是什么？

护腰带的治疗原理主要包括以下几个方面：

（1）提供稳固支撑：护腰带通过提供腰部稳固的支撑，减轻腰椎的负担，缓解腰部疼痛，并预防腰部疾病的进一步发展。

（2）改善坐姿不良：护腰带通过提醒和支撑腰部，有助于改善不良的坐姿习惯。正确的坐姿可以保持腰椎的正常生理曲度，减少腰部疼痛的发生。

（3）缓解肌肉疲劳：腰部疼痛通常伴随肌肉的疲劳和紧张。护腰带通过提供支撑，有助于减轻腰部肌肉的负担，使其得到充分的休息和放松。这有助于减轻疼痛和不适感。

（4）促进血液循环：护腰带通过紧束作用可以促进腰部的血液循环，加快炎症的消退，缓解疼痛。此外，它还能够防止血液在腰部的淤积，减轻腰部肿胀和不适感。

（5）增强腰椎稳定性：护腰带通过提供支撑和保护，有助于增强腰椎的稳定性。它可以减少腰椎的不正常移动和摩擦，从而减少疼痛的发生。

　　总的来说,护腰带的治疗原理是通过多方面的作用,包括提供支撑、改善坐姿、缓解肌肉疲劳、促进血液循环和增强腰椎稳定性等,来缓解腰部疼痛和促进腰部康复。

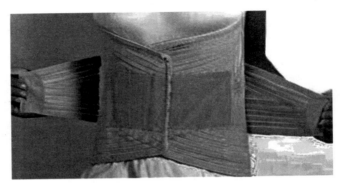

护腰带

19 脊柱按摩的注意事项有哪些?

　　脊柱按摩是一种有效的治疗方式,但在接受按摩时需要注意一些重要事项,以确保安全和有效性:

　　(1)适应证和禁忌证:在考虑接受脊柱按摩之前,务必了解自己的健康状况。患有严重的心血管疾病、骨质疏松、恶性肿瘤等的患者应避免脊柱按摩。孕妇、儿童、老年人和身体虚弱者也需要谨慎选择或避免按摩。

　　(2)寻找专业人士:选择经验丰富、具备专业资质的按摩师或理疗师。确保他们了解正确的按摩技巧和有关脊柱疾病的知识，以提供有效的治疗。

（3）正确的体位：在按摩时，采取正确的体位对确保按摩的效果和安全性至关重要。通常会采用俯卧位或侧卧位，以确保身体得到充分支撑和放松。

（4）避免过度用力：按摩师应避免过度用力或使用过于激烈的手法。过度用力可能导致疼痛加剧或引发进一步的损伤。

（5）配合呼吸：在接受脊柱按摩时，通过深呼吸来放松身体。良好的呼吸配合可以提高按摩的效果，并减轻身体的紧张感。

（6）避免空腹或饱腹：在接受脊柱按摩前，避免空腹或饱腹状态。最好在饭后 2 小时左右进行按摩，以确保身体在合适的状态下接受治疗。

（7）遵循医嘱：如果正在接受其他治疗，如药物治疗或手术治疗，务必遵循医生的建议和指导。按摩应该成为整体治疗计划的一部分，而不是孤立的治疗方式。

（8）注意反应：在接受脊柱按摩后，密切注意身体的反应。如果出现任何不适或症状加重的情况，应立即停止按摩并咨询医生。

第二篇
脊柱影像

20 X线检查在脊柱疾病的诊断中有什么作用？

　　X线检查利用不同物质对X射线的透光性不同的特性，进行成像以辅助诊断，其在脊柱疾病的诊断中有着重要的作用。X线检查可以反映脊柱的正面和侧面的曲线、各椎骨结构的完整性、病变的具体位置和严重程度等。例如，X线检查可以显示脊柱是否侧弯，生理曲度是否存在，有无骨折，有无骨质破坏、骨质增生和骨质疏松，骨与骨之间的间隙是否变窄，椎间孔内是否有骨刺等。然而，X线检查也有一定的局限性。它是一种平面图，无法看清楚神经根、脊髓等椎管内的结构。因此，对于腰椎疾病的初筛，X线检查是一种广泛使用的工具，但往往需要进一步的检查来明确诊断。总的来说，X线检查在脊柱疾病的诊断中扮演着重要的角色，但也需要结合其他检查方法进行综合诊断。

CT 检查在脊柱疾病的诊断中有什么作用?

CT 检查在脊柱疾病的诊断中也有着重要的作用。相较于 X 线检查,CT 检查能够提供更高的分辨率和更详细的组织结构信息。对于脊柱疾病,CT 检查可以清晰地显示骨组织结构,结合重建技术,可以立体显示组织结构。因此,CT 检查在诊断脊柱骨折、椎间盘突出、骨质增生、椎管狭窄等时具有较高的准确性。同时,CT 检查还可以显示部分脊髓和神经根受压的情况,有助于判断病情的严重程度和制订合适的治疗方案。此外,CT 检查还可以辅助判断肿瘤等恶性疾病对脊柱的侵犯情况,以及疾病的分期和预后。总的来说,CT 检查在脊柱疾病的诊断中具有较高的价值,但也需要结合其他检查方法进行综合诊断。

 MRI 检查在脊柱疾病的诊断中有什么作用?

MRI 检查在脊柱疾病的诊断中具有独特的作用。MRI 检查是一种非侵入性的检查方法,能够提供高分辨率的脊柱和脊髓结构图像,对于诊断脊柱退行性疾病、外伤、肿瘤等具有很高的准确性。MRI 检查可以清晰地显示椎间盘、椎体、脊髓、神经根等结构,可有效诊断椎间盘突出、椎管狭窄、脊髓损伤等问题。此外,MRI 检查还可以辅助判断肿瘤等恶性疾病对脊柱的侵犯情况,以及疾病的分期和预后。相较于 X 线检查和 CT 检查,MRI 检查具有更高的软组织分辨率和无辐射的优点。但是,MRI 检查需要较长时间,并且对患者的配合度要求较高,需要患者保持静止不动以避免影响检查结果。

23 脊髓造影在脊柱疾病的诊断中有什么作用?

脊髓造影在脊柱疾病的诊断中有着重要的作用。通过向蛛网膜下腔注入造影剂,使其通过椎间孔进入椎管内,可以观察椎管内部的结构,对于诊断椎管内肿瘤、椎间盘突出、韧带肥厚、蛛网膜粘连等椎管形态变化具有很高的准确性。脊髓造影可以定位脊髓或马尾受压水平。此外,脊髓造影还可以辅助判断肿瘤等恶性疾病对脊柱的侵犯情况,以及疾病的分期和预后。需要注意的是,脊髓造影是一种有创检查方法,具有一定的危险性和并发症风险。因此,在进行脊髓造影前,需要严格掌握适应证和禁忌证,做好充分的准备和评估工作。同时,需要选择经验丰富的医生和护理团队,以确保检查的安全性和准确性。

24 核医学检查在脊柱疾病的诊断中有什么作用?

核医学检查在脊柱疾病的诊断中的作用包括诊断脊柱肿瘤、

脊柱结核等病变,核医学检查可以通过放射性核素显像技术来显示病变部位,辅助诊断并帮助确定病变范围。此外,核医学检查还可以用于评估脊柱疾病的病情和预后。例如,对于腰椎间盘突出症患者,核医学检查可以通过测定腰椎间盘摄取放射性药物的情况,评估腰椎间盘退变的程度和炎症水平,从而帮助判断病情的严重程度和预后。需要注意的是,核医学检查具有一定的放射性,对人体有一定的损伤。因此,在进行核医学检查时,需要严格掌握适应证和禁忌证,做好充分的准备和防护措施。

25 进行脊柱影像学检查时,患者需要注意哪些事项?

(1)避免佩戴金属物品:在进行影像学检查前,患者需要将身体佩戴的金属物品,如项链、耳环、衣服上的饰品等摘除。各种金属物品会干扰扫描,产生伪影,影响检查结果。

(2)避免进行剧烈运动:在进行影像学检查前,患者需要避免进行剧烈运动,因为这可能会影响检查结果。

(3)放松心情:在进行影像学检查时,患者需要尽量放松心情,保持良好的心态,避免过度紧张和焦虑。

(4)保持良好的姿势:在进行影像学检查时,患者需要按照医生的要求保持良好的姿势。

(5)配合医生:在进行影像学检查时,患者需要配合医生的要求,保持稳定的位置以及固定姿势,有些会要求做吸气、呼气或者平静呼吸等动作。

第三篇
小儿脊柱

26 小儿常见的脊柱疾病有哪些?

（1）脊柱侧凸：儿童常见的脊柱疾病之一,轻度侧凸通常不会引起明显症状,但严重侧凸可能会影响孩子的体型、心肺功能和生长发育。治疗方法包括支具固定、物理治疗和手术治疗。

（2）强直性脊柱炎：是一种慢性炎症性疾病,主要累及脊柱、骶髂关节和脊柱旁软组织。小儿强直性脊柱炎的发病率相对较低,但如果不及时治疗,可能会导致脊柱强直、畸形和功能障碍。治疗方法包括药物治疗、物理治疗和手术治疗。

（3）脊柱后凸畸形：俗称驼背,通常是由于坐姿不正、营养不良、骨质疏松等原因所致。驼背不仅会影响孩子的体型和自信心,还可能引起疼痛、活动受限等症状。治疗方法包括改善坐姿、增强营养、增加体育锻炼等。

（4）脊髓损伤：严重的脊柱疾病,通常是由于外伤、脊柱骨折等原因所致。脊髓损伤可能会导致截瘫或四肢瘫痪等严重后果,需要及时治疗。治疗方法包括手术治疗、药物治疗和康复治疗等。

 小儿脊柱疾病与生长发育有什么关系?

小儿脊柱疾病与生长发育密切相关,下面将从婴儿期、儿童期和青春期三个阶段,探讨小儿脊柱疾病与生长发育的关系。

(1)婴儿期:是脊柱发育的关键阶段。婴儿在出生后的前几个月内,由于颈部肌肉和韧带尚未发育完全,容易发生颈椎损伤。这种损伤可能会导致颈椎不稳定、颈椎畸形等问题,影响婴儿的生长发育和神经功能。此外,婴儿期的营养不良和缺乏锻炼也可能影响脊柱的正常发育。

(2)儿童期:是脊柱疾病的高发期。主要包括脊柱侧凸、脊柱后凸和脊柱前凸等。这些疾病的发生与儿童的生长发育、生活习惯、遗传等因素有关。例如,长期坐姿不正、营养不良、过度肥胖等都可能导致脊柱侧凸的发生。

(3)青春期:是儿童生长发育的最后阶段,也是脊柱发育的重要时期。在这个时期,儿童的身高、体重和体型都发生显著变化,脊柱的负荷也相应增加。如果在这个时期出现脊柱疾病,可能会对脊柱的发育和功能造成永久性的影响。因此,在青春期需要注意保护脊柱,加强锻炼,保持正确的坐姿和站姿。

28 小儿脊柱疾病与姿势有什么关系?

小儿脊柱疾病与姿势之间存在着紧密的关系,具体如下:

(1)脊柱侧凸:这是一种常见的脊柱疾病,表现为脊柱侧向弯曲。不良的坐姿和站姿,特别是长时间保持同一姿势,可能加重或触发脊柱侧凸。

(2)驼背和圆肩:长时间不正确的坐姿可能导致驼背和圆肩,导致肌肉失衡和脊柱形态改变。这种姿势会对脊柱造成额外的压力,可能引起或加剧背痛和脊柱问题。

(3)脊柱生长影响:儿童和青少年正处于生长发育阶段,不良的姿势可能影响脊柱的正常生长,导致永久性的形态改变。

(4)肌肉和韧带压力:长时间保持不良姿势会增加脊柱及其周围肌肉和韧带的压力,可能导致疼痛和功能障碍。

29 患有脊柱疾病的孩子是否可以参加体育活动?

孩子患有脊柱疾病可以参加适量的体育活动,但需要注意避免剧烈运动和过度劳累,以保护脊柱的健康。同时,家长应该根据孩子的病情和医生的建议,合理安排孩子的运动计划。

在参加体育活动时,应该注意以下几点:

(1)避免剧烈运动:患有脊柱疾病的孩子需要避免剧烈运

动,如跳跃、跑步、攀爬等,这些运动会增加脊柱的压力,加重病情。

（2）选择适合的运动：患有脊柱疾病的孩子可以选择一些轻度的运动方式,如散步、游泳、瑜伽等,这些运动可以增强肌肉力量和柔韧性,促进脊柱的发育和健康。

（3）逐渐增加运动量：患有脊柱疾病的孩子需要逐渐增加运动量,避免一开始就进行过于剧烈的运动。

（4）注意采取保护措施：在参加体育活动时,患有脊柱疾病的孩子应该采取一些保护措施,如佩戴护具、穿合适的运动鞋等,以减少受伤的风险。

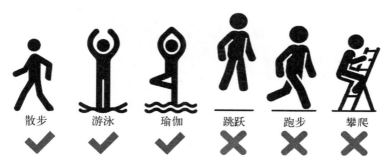

散步　　　游泳　　　瑜伽　　　跳跃　　　跑步　　　攀爬

适合的运动和不适合的运动

30 什么是儿童脊柱侧凸?

儿童脊柱侧凸是指儿童在生长发育过程中出现的脊柱弯曲异常,通常正位 X 线片上显示脊柱侧向弯曲大于 10°,是一种常见的脊柱疾病。根据病因,儿童脊柱侧凸可以分为特发性脊柱侧凸、先天性脊柱侧凸、神经肌肉型脊柱侧凸等。其中,特发性脊柱侧凸最为常见,占所有脊柱侧凸的 70%～90%。

儿童脊柱侧凸的症状包括脊柱弯曲、肩部不平衡、骨盆倾斜等,严重时可能导致呼吸困难、疼痛、神经受损等。对于儿童脊柱侧凸的治疗,需要根据病情采取不同的方法。轻度侧凸可以通过加强锻炼、佩戴支具等保守治疗方法进行矫正。对于中度以上侧凸,需要根据病情采取手术治疗。

31 儿童脊柱侧凸的病因是什么?

儿童脊柱侧凸的病因可以分为先天性原因和后天性原因。

先天性原因包括遗传因素、激素水平、结缔组织发育异常等,这些因素可能导致儿童在胚胎期或出生后不久出现脊柱侧凸。

后天性原因包括姿势不良、肌肉痉挛、营养不良、神经受损、骨折脱位或脊柱结核等。这些因素可能导致儿童在生长发育过程中出现脊柱侧凸。

此外,儿童脊柱侧凸还可能与某些疾病有关,如脑瘫、马方综合征等。这些疾病可能导致脊柱结构异常或神经肌肉功能异常,从而引起脊柱侧凸。

32 如何早期发现儿童脊柱侧凸?

早期发现儿童脊柱侧凸非常重要,因为及早治疗可以更好地改善孩子的状况。以下是一些方法,可以帮助家长早期发现儿童脊柱侧凸。

(1) 观察孩子的肩膀和肩胛骨:让孩子脱下衣服,观察他们的肩膀和肩胛骨是否对称。如果一侧肩膀比另一侧高,或者一侧肩胛骨比另一侧突出,这可能是脊柱侧凸的迹象。

(2) 检查孩子的背部:让孩子弯腰,从后面观察他们的背部是否平坦。如果背部出现弯曲或扭曲,可能是脊柱侧凸的表现。

(3) 让孩子做前倾动作:让孩子面向镜子站立,双脚并拢,双手合掌放在膝关节上,然后缓慢向前弯腰至 90°左右。家长可以从侧面观察孩子的脊柱是否平直,有无不对称的凸起。如果正位 X 线片显示脊柱侧向弯曲大于 10°,则可能意味着孩子患有脊柱侧凸。

(4) 注意孩子的姿势:观察孩子在坐、站、走、跑等日常活动中的姿势是否正确。如果发现孩子有不良姿势,需要及时纠正并关注孩子的脊柱发育情况。

(5) 定期进行身体检查:在孩子生长发育的过程中,定期进行身体检查可以及早发现脊柱侧凸等异常情况。家长可以在家中定期对孩子进行简单的身体检查,如测量身高、测量双下肢长度等,以便及时发现异常情况。

33 不同类型的脊柱侧凸有何特点?

（1）特发性脊柱侧凸：特发性脊柱侧凸是儿童脊柱侧凸中最常见的一种类型，占所有脊柱侧凸的 70%～90%。这种类型的脊柱侧凸通常在青少年时期发病，表现为脊柱的一段或多个节段向侧方弯曲，严重时可能导致心肺功能异常。特发性脊柱侧凸的病因尚不明确。

（2）先天性脊柱侧凸：先天性脊柱侧凸是由于胚胎期发育异常导致的侧弯。先天性脊柱侧凸可能伴随其他系统异常，如心脏、肾脏等发育异常。

（3）神经肌肉型脊柱侧凸：神经肌肉型脊柱侧凸是由于神经肌肉疾病导致肌肉力量不平衡而引起的侧弯，如脊髓损伤、肌肉萎缩等。

34 儿童脊柱侧凸的危害有哪些?

儿童脊柱侧凸是一种常见的脊柱疾病，不仅影响孩子的身体健康，还可能对孩子的心理发育造成负面影响。以下是儿童脊柱侧凸可能带来的危害：

（1）影响外观：儿童脊柱侧凸会导致身体外观异常，如双肩不等高、背部不对称等。

（2）影响心肺功能：严重的脊柱侧凸会压迫心肺组织，影响心肺功能，如呼吸困难、心慌胸闷等。

（3）造成疼痛：儿童脊柱侧凸会导致脊柱结构和肌肉受力不均，引起局部疼痛和不适。

（4）影响心理健康：儿童脊柱侧凸可能会引起疼痛、疲劳等症状，导致孩子学习和运动能力下降，进而影响孩子的心理健康。孩子可能会出现焦虑、抑郁等情绪问题，影响身心健康。

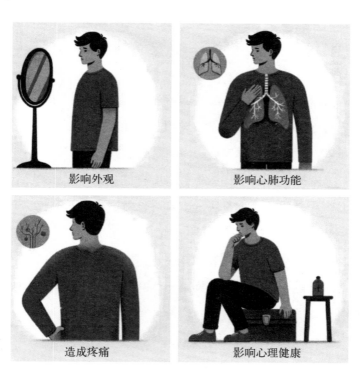

影响外观　　　　　影响心肺功能

造成疼痛　　　　　影响心理健康

儿童脊柱侧凸的危害

35 儿童脊柱侧凸的治疗方法有哪些?

儿童脊柱侧凸是一种常见的脊柱疾病,治疗方法因病情的严重程度和类型而异。以下是儿童脊柱侧凸的几种治疗方法:

(1)临床观察:对于轻度脊柱侧凸(小于20°),可以采取临床观察的策略。定期拍摄站立位脊柱全长X线片,观察侧弯角度的变化,评估侧凸的进展情况。如果侧弯角度稳定,没有进一步增加,可以继续观察;如果侧弯角度持续增加,则需要采取更积极的治疗措施。

(2)运动康复训练:是针对轻度至中度脊柱侧凸的有效治疗方法。通过特定的锻炼动作和运动方式,可以增强脊柱周围的肌肉力量,改善姿势,缓解疼痛,并减缓侧凸的进展。

(3)支具干预:对于中度至重度脊柱侧凸(20°~40°),支具干预是一种常用的治疗方法。支具可以提供持续的支撑力,帮助改善姿势,减小侧凸角度,并防止侧凸进一步加重。

(4)手术:对于重度脊柱侧凸或支具治疗无效的病例,可能需要手术治疗。手术的目的是减小侧凸角度,平衡脊柱两侧的肌肉和骨骼,防止病情进一步加重,改善生活质量。

36 什么是儿童脊柱侧凸的保守治疗？ 适用于哪些类型的脊柱侧凸？

儿童脊柱侧凸的保守治疗主要包括运动康复训练和支具干预。运动康复训练可以增强脊柱周围的肌肉力量，改善姿势，缓解疼痛，并减缓脊柱侧凸的进展。支具干预可以提供持续的支撑力，帮助改善姿势，减小侧凸角度，并防止侧凸进一步加重。需要注意的是，保守治疗主要适用于轻度至中度的脊柱侧凸，特别是对于年龄较小、侧凸角度小于 40° 的患者。对于年龄较大或侧弯角度较大的患者，保守治疗的效果可能有限，需要手术治疗。

37 什么是支具干预？ 适用于哪些类型的脊柱侧凸？

支具干预是一种保守治疗方法，通过各种材料做成的矫形器在凸侧施加一个反向的挤压力，从而起到部分矫正异常侧凸并控制畸形的进展。这种方法主要适用于脊柱侧凸角度在 20°～40° 之间，并且继续有发育空间的儿童及青少年患者。对于侧凸角度较小的患者，支具干预有可能限制脊柱侧凸的发展，从而避免手术。

支具干预需要在专业医生指导下进行，不同的患者情况不同，需要定制个性化的治疗方案。同时，支具干预需要长期坚持，并定期进行复查和调整。

38 出现什么情况时脊柱侧凸应该考虑手术治疗？

当出现以下情况时，应该考虑手术治疗：

（1）脊柱侧凸角度大于40°或进展迅速，尤其是每年进展超过5°时，应考虑手术治疗。

（2）脊柱侧凸伴有明显胸椎后凸或腰椎过度前凸，导致心肺功能受限或影响生活质量，应考虑手术治疗。

（3）伴有脊髓压迫症状的脊柱侧凸，如行走困难、疼痛、肌肉力量减弱等，应考虑手术治疗。

（4）成人脊柱侧凸，尤其是非对称性侧凸，导致疼痛、平衡失调、活动困难等，应考虑手术治疗。

（5）先天性脊柱侧凸，如伴有其他系统异常，应考虑手术治疗。

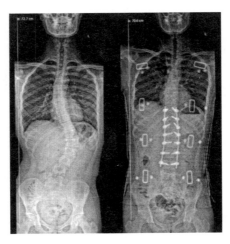

脊柱侧凸影像图

39 如何预防儿童脊柱侧凸的发生？

（1）改变不良习惯：避免长时间低头看手机、电脑等电子产品，保持正确的坐姿和站姿，避免弯腰驼背等不良姿势，避免久坐、久站等。

（2）加强腰背肌训练：适当的运动可以增强儿童脊柱的肌肉力量，维持脊柱的稳定性。可以进行游泳、吊单杠等运动，也可以在医生指导下采用运动疗法、牵引等进行治疗。

（3）适当运动：适当的运动可以增强儿童脊柱的肌肉力量，维持脊柱的稳定性。可以进行游泳、引体向上、吊单杠等运动，有助于预防脊柱侧凸。

（4）补充营养：注意饮食均衡，可以适当吃富含钙元素、蛋白质等营养物质的食物，如牛奶、鸡蛋、瘦肉等，有助于维持脊柱的健康。

（5）及时发现并就医：如果发现孩子有脊柱侧凸的迹象，应及时带孩子到医院就诊，通过 X 线检查、CT 检查等方式明确病情，并根据医生的建议进行相应的治疗。

40 青少年特发性脊柱侧凸与运动的关系是什么？

青少年特发性脊柱侧凸与运动的关系是复杂的。一方面，适当的运动可以增强脊柱的肌肉力量和稳定性,有助于预防脊柱侧凸的发生;另一方面,不适当的运动可能会增加脊柱的负担,导致脊柱侧凸的进展。

预防青少年特发性脊柱侧凸需要注意选择适当的运动方式,避免过度运动和负重类运动。常见的负重类运动包括举重、柔道、摔跤、跆拳道等,这些运动可能会增加脊柱的负担,导致脊柱侧凸的进展。此外,频繁跳跃的运动,如篮球、排球、跳高等,也可能会对脊柱产生较大的冲击力,导致脊柱侧凸的发生。

因此,建议青少年选择适当的运动方式,如游泳、吊单杠等,以增强脊柱的肌肉力量和稳定性。同时,也需要避免过度运动和负重类运动,以减少对脊柱的负担和损伤。在运动过程中,如果出现不适症状,应及时就医,以避免病情加重。

 小儿先天性脊柱畸形的病因有哪些?

小儿先天性脊柱畸形是一种常见的骨骼疾病,其形成与多种因素有关。包括以下方面:

(1)遗传因素:遗传因素在小儿先天性脊柱畸形的形成中起着重要作用。一些基因的突变或缺陷可能导致胎儿脊柱发育异常,从而引发先天性脊柱畸形。这些基因可能涉及胚胎发育、细胞增殖和分化等方面。

(2)母体因素:母体因素也可能与小儿先天性脊柱畸形的形

成有关。一些研究表明,母亲在孕期的生活习惯、营养状况、疾病感染等都可能对胎儿的脊柱发育产生影响。例如,孕期吸烟、酗酒、药物滥用等可能导致胎儿脊柱发育异常。此外,孕期患某些疾病,如糖尿病、高血压等也可能增加小儿先天性脊柱畸形的风险。

（3）胎儿因素：胎儿在子宫内的位置、姿势和运动等都可能对脊柱的正常发育产生影响。此外,一些胎儿自身的因素,如胎儿染色体异常、胎儿水肿综合征等也可能导致先天性脊柱畸形的发生。

（4）早产或低出生体重：早产或低出生体重是小儿先天性脊柱畸形形成的另一个重要因素。早产儿或出生体重过低的胎儿往往存在发育不成熟的问题,其脊柱发育也受到影响。这些胎儿的脊柱往往较为脆弱,容易发生变形和弯曲,从而导致先天性脊柱畸形的发生。

42 小儿先天性脊柱畸形有哪些类型?

先天性脊柱畸形有多种类型,以下是其中一些常见的类型：

（1）形成障碍型：主要是指脊柱在形成的过程中,没有形成完整的椎体,可导致半椎体、楔形椎、蝴蝶椎等。

（2）分节障碍型：主要是指在胚胎发育过程中,原本一节一节的脊椎发生障碍,从而出现椎体、脊柱及肋骨融合。

（3）混合型：主要是指同时存在上述两种类型的畸形，通常表现为多发，并伴有肋骨畸形。

43 小儿先天性脊柱畸形对神经系统有何影响？

（1）神经根受压：脊柱结构异常可能导致神经根受压，进而引起疼痛、麻木、无力等症状。

（2）脊髓受压：严重的先天性脊柱畸形可能导致脊髓受压，引起截瘫或不完全截瘫等严重后果。

（3）脑部血液供应不足：先天性脊柱畸形可能导致脑部血液供应不足，影响大脑的发育和功能。

（4）神经传导异常：先天性脊柱畸形可能导致神经传导异常，引起肌肉力量减弱、肌肉萎缩等问题。

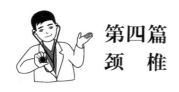

第四篇
颈　椎

 颈椎的常见疾病有哪些？

　　从病因角度分类，颈椎疾病可大致分为先天性、创伤性、退变性、感染炎症性颈椎疾病，以及颈椎肿瘤等。先天性颈椎疾病包括齿状突发育不良、寰枢椎脱位、颈椎分节不良。创伤性颈椎疾病包括颈椎骨折、颈椎脱位、颈部脊髓损伤等。最常见的颈椎疾病是退变性颈椎疾病，包括颈椎生理曲度变直或反弓、颈椎间盘突出症、颈椎椎管狭窄症、后纵韧带骨化症、颈椎黄韧带骨化症等。感染及炎症引起的颈椎病包括颈椎结核、强直性脊柱炎、颈椎细菌感染及真菌感染。

　　从症状角度分类，颈椎病主要可以分为颈型颈椎病、神经根型颈椎病、脊髓型颈椎病、混合型颈椎病、食管型颈椎病、椎动脉型颈椎病等。

 颈椎病的常见症状有哪些？

　　（1）颈椎疼痛：颈椎疼痛是最常见的症状，可以表现为胀痛、钝痛、刺痛或锐痛,程度不一。

（2）颈部僵硬感：可能伴随颈椎疼痛,导致颈部活动范围受限。

（3）头痛：颈椎问题可能引起头痛,尤其是位于颈部和头部交界处的紧张性头痛。

（4）放射性疼痛：颈椎神经根受到压迫时,疼痛可能放射到肩部、上臂,甚至手指。

（5）麻木：神经根受压可能导致肩部、手臂、手部或指尖的麻木。

（6）肩部和上背部疼痛：病变可能波及颈椎附近的肌肉和组织,引起肩背部不适。

（7）肌肉痉挛：受到椎间盘问题或其他结构损伤的影响,颈部周围的肌肉可能会发生痉挛。

（8）头晕和眩晕：颈椎问题可能影响颈动脉血流,导致头晕和眩晕。

（9）视力问题：在一些情况下,颈椎问题可能导致颈椎神经被压迫,从而出现视力问题。

（10）听力问题：耳鸣或听力下降可能是颈椎病的表现之一。

（11）吞咽困难：前纵韧带骨化可压迫食管,导致吞咽困难。患者可能会感到喉咙有异物感或食物通过缓慢。

46 什么是颈椎间盘突出症?

颈椎间盘突出症是指颈椎椎间盘的纤维环在外力作用下发

生破裂，导致髓核组织从破裂处突出，进而压迫神经根或脊髓，引起的一系列以颈肩痛为主要症状的疾病。颈椎间盘突出症多由颈椎退行性变、慢性劳损、外伤等原因导致，常表现为颈部疼痛、僵硬、活动受限等症状，同时可伴有肩、臂、手等部位的疼痛、麻木、无力等。

 颈椎间盘突出症的症状有哪些？

颈椎间盘突出症是一种常见的颈椎疾病，其症状多种多样，可以影响到患者的日常生活和工作。颈椎间盘突出症的症状主要包括：

（1）颈痛和背痛：这是颈椎间盘突出症的常见症状之一。疼痛通常发生在颈部和背部，尤其是肩胛骨之间的区域。疼痛可能是持续性或间歇性的，可以因为颈部活动或长时间保持同一姿势而加重。

（2）活动受限：颈椎间盘突出症可能导致颈部和肩部的活动范围减小。患者可能会感到颈部僵硬，难以转动头部或弯曲颈部。这些限制可能影响到患者的日常生活和工作。

（3）手臂麻木和疼痛：颈椎间盘突出症可能压迫神经根，导致手臂麻木和疼痛。这些症状通常从肩部开始，逐渐延伸到手臂和手指。患者可能会感到手臂肌肉无力或刺痛，尤其是在夜间或长时间保持同一姿势时。

（4）头晕：颈椎间盘突出症可能压迫椎动脉，导致脑部供血不足，从而引起头晕目眩。患者可能会感到天旋地转，尤其是在头部转动或颈部弯曲时。

（5）吞咽困难：部分患者可伴吞咽困难。患者可能会感到喉咙有异物感或食物通过缓慢。

（6）睡眠障碍：颈椎间盘突出症可能导致睡眠障碍。患者可能会感到颈部疼痛和不适，难以入睡或保持睡眠状态。

（7）感觉改变：颈椎间盘突出症可能压迫神经根或脊髓，导致感觉改变。患者可能会感到颈部和肩部的皮肤麻木或刺痛，以及手臂和手指的触觉减弱。

（8）自主神经功能紊乱：颈椎间盘突出症可能影响到自主神经的功能。患者可能会出现心悸、胸闷、呼吸急促等症状。

48 如何预防颈椎病的发生？

预防颈椎病的发生需要从生活中的多个方面入手，包括保持正确的坐姿和站姿、定期进行颈部肌肉锻炼、保持规律的作息时间、饮食均衡、避免长时间使用空调、定期进行颈部检查，以及适当进行户外活动等。下面将详细介绍这些预防措施。

（1）保持正确的坐姿和站姿：正确的坐姿和站姿是预防颈椎病的基础。长时间低头使用手机或电脑是导致颈椎病的主要原因之一。

（2）定期进行颈部肌肉锻炼：颈部肌肉的锻炼可以增强颈部肌肉的力量，有助于预防颈椎病的发生。可以采取简单的颈部转动、头部前后左右拉伸等运动，以缓解颈部肌肉的紧张。

（3）保持规律的作息时间：保持规律的作息时间有助于身体的恢复。

（4）饮食均衡：饮食均衡对于预防颈椎病也至关重要。多吃富含钙质和维生素的食物，如牛奶、豆制品、水果和蔬菜等，有助于增强骨骼和肌肉的健康。

（5）避免长时间使用空调：长时间使用空调可能导致颈部受凉，在空调环境下，应该注意颈部的保暖，避免颈部受凉。

（6）定期进行颈部检查：定期进行颈部检查可以及早发现并治疗颈椎病。通过颈部检查可以了解颈椎的状况，及时发现颈椎病变的趋势，以便采取相应的治疗措施。

（7）适当进行户外活动：适当的户外活动可以增强身体的免

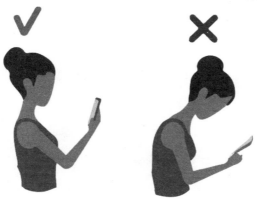

使用手机的正确姿势

疫力,促进身体的血液循环。可以选择散步、瑜伽、羽毛球等运动,以缓解身体的疲劳,增强身体的健康。

49 颈椎病患者的锻炼方法有哪些?

(1)颈部拉伸:可以缓解颈部肌肉的紧张,减轻颈部疼痛。患者可以采取坐姿或站姿,将头向左右两侧慢慢转动,或者向前倾再慢慢向后仰,每个动作保持数秒钟,以感到颈部肌肉有轻微的拉伸感为宜。

(2)颈部转动:可以缓解颈部肌肉的疲劳,减轻颈椎疼痛。患者可以采取坐姿或站姿,双手放在肩膀上,然后将头向左或向右慢慢转动,每个方向重复数次。

(3)瑜伽练习:可以缓解颈部肌肉的紧张,减轻颈部疼痛。患者可以选择一些适合颈椎病的瑜伽动作,如猫式、下犬式、鱼式等。

(4)游泳:可以缓解颈部肌肉的疲劳,增强颈部肌肉的力量。患者可以选择慢泳,以减轻颈椎负担。

(5)按摩:可以缓解颈部肌肉的疲劳和紧张,减轻颈椎疼痛。患者可以请专业按摩师进行按摩治疗。

(6)热敷:可以促进颈部血液循环,缓解颈部肌肉的疲劳和紧张,减轻疼痛。患者可以使用热水袋或热毛巾进行热敷。

如何判断自己的颈椎是否健康?

依据以下症状对照判断颈椎的健康状况:

(1)疼痛和不适:注意颈部是否有疼痛、酸痛、刺痛或僵硬感。这可能表示颈椎存在问题。

(2)活动范围:观察颈部活动范围是否正常。正常人群应该能够自如地转动头部、仰头和低头,而不感到明显的不适或受限制。

(3)麻木和刺痛感:注意是否有手臂、手部或指尖的麻木、刺痛感。这可能是神经根受到压迫的迹象。

(4)肌肉紧张和痉挛:注意颈部周围的肌肉是否有紧张感、僵硬或痉挛。这可能是由于颈椎问题引起的。

(5)头晕:颈椎问题有时会导致头晕,如果在颈部活动时感到头晕,则可能是颈椎问题引起的。

51 如何选择合适的枕头和睡眠姿势以保护颈椎的健康?

在选择合适的枕头方面:

(1)高度:枕头的高度应该保持颈椎的自然曲度。一般而言,当躺在床上时,颈部应与脊柱在同一水平线上。

(2)支撑性:选择能够提供足够支撑力的枕头,以保持颈椎的自然弯曲。过软或过硬的枕头都可能导致颈椎问题。

（3）适应性：一些枕头具有适应性，能够根据头部和颈部的形状提供定制支撑。记忆海绵材质的枕头是一个常见的选择。

（4）睡姿：如果是侧卧，可以选择较高的枕头，以填充侧卧时颈椎和头部之间的空隙。如果是仰卧，可以选择较低的枕头，以保持颈椎的生理曲度。

（5）材料：枕头的材料也很重要。有些人喜欢羽绒或羽毛枕头，有些人可能更喜欢记忆海绵、乳胶或其他支撑性好的材料。

同时我们需要采用正确的睡眠姿势：

（1）仰卧：仰卧是保护颈椎的最佳睡眠姿势，因为这有助于维持颈椎的正常曲度。在仰卧睡眠时，确保枕头不要太高，以防止颈椎过度弯曲。

（2）侧卧：如果喜欢侧卧，确保头部处于中立位置，与脊柱成一条直线。使用适当高度的枕头填充颈椎和头部之间的空隙。

（3）避免仰头或低头：避免过度仰头或低头睡眠，这可能会导致颈椎的不适。保持头部和颈椎的自然对齐。

52 如何在使用电脑和手机时保护颈椎的健康？

在电脑使用方面：

（1）屏幕高度：将电脑屏幕放置在眼睛水平或略低的位置，以避免过度仰头。这有助于维持颈椎的生理曲度。

（2）屏幕距离：将电脑屏幕放置在距离眼睛 50～60 厘米的地方，以避免眼部疲劳和颈椎过度负担。

（3）键盘和鼠标高度：确保键盘和鼠标的高度使大臂自然垂直于地面，避免肩膀和颈部肌肉的紧张。

（4）使用外接显示器：如果可能，使用外接显示器以获得更大的屏幕，减少眼睛和颈部的疲劳。

（5）使用支撑：在使用电脑时，利用支撑设备来提升屏幕或调整座椅，以确保眼睛与电脑屏幕保持水平。

（6）定期休息：每隔一段时间，起身休息一下，进行颈椎伸展运动，有助于减轻颈椎的紧张。

在手机使用方面：

（1）保持头部正直：使用手机时，尽量保持头部正直，避免长时间低头。可以将手机提高到眼睛水平，减轻颈椎的负担。

（2）使用支撑：当需要长时间使用手机时，可以使用支撑设备，如手机支架，以保持屏幕在合适的高度。

（3）减少使用时间：尽量减少连续使用手机的时间，适度休息，进行颈椎伸展。

（4）使用语音助手：尝试使用手机上的语音助手来完成一些任务，以减少需要低头操作的次数。

无论是在使用电脑还是手机时，都要保持良好的坐姿或站姿，避免长时间保持相同的姿势。通过采用这些方法，可以更好地保护颈椎的健康，减少发生颈椎问题的风险。定期进行颈椎伸展和锻炼也是维持颈椎健康的重要手段。

53 如何进行颈椎的自我按摩和放松以缓解颈部疼痛和疲劳?

进行颈椎的自我按摩和放松可以缓解颈椎疼痛和疲劳。以下是一些简单的自我按摩和放松方法:

(1)用食指和中指并排按摩颈部两侧肌肉,从上到下交替按摩,以放松肌肉。

(2)用五指大面积从上到下按摩整个后颈部,特别注意在疼痛或不舒服的地方多停留一会儿。

(3)用双手抱后脑勺,用大拇指按揉颈部与后脑勺连接处,以缓解头痛和颈部紧张。

(4)用筋膜球放松颈部和肩膀的肌肉。将筋膜球放在肩胛骨略向下的位置,然后根据肌肉的酸痛程度调整用力的大小。

进行颈椎的自我按摩和放松可以缓解颈椎疼痛和疲劳。同时,还应该注意保持良好的生活习惯和姿势,以减轻颈椎的负担。

54 什么是颈椎椎管狭窄症?

颈椎椎管狭窄症是由于构成颈椎管的各个解剖结构因退变或发育性因素,造成纤维性和(或)骨性退变,引起颈椎管单个或者多个方向径线减小，或容积减小。颈椎椎管狭窄症会导致脊髓和神经的有效空间和血液供应减少，引起功能障碍。患者可出现四肢麻木无力、下肢沉重、行走踩棉花感、大小便无力等症状。颈椎椎管狭窄症的诊断标准以 X 线片为基础，也会用到 CT 检查和 MRI 检查。在 X 线片上，会通过颈椎椎体的前缘到后缘的长度与颈椎椎体后缘到椎管的管腔后壁之间长度的比值来判断是否为椎管狭窄。当比值小于 75％时，临床诊断为颈椎椎管狭窄症。在 MRI 的 T_2 加权像上，如果脊髓的前后硬膜下腔变薄或者消失，脊髓前后圆的直径变小，相对于椎管的容积变小，横断面上表现为脊髓扁平化，也会认为同样有脊髓压迫的症状，也是椎管狭窄的临床表现之一。

55 颈椎椎管狭窄症的症状有哪些？

颈椎椎管狭窄症是一种常见的颈椎疾病，会导致脊髓和神经受压，从而引起一系列症状。

（1）颈部疼痛：患者可能感到颈部疼痛，尤其是在头部运动时，如回头、仰头或低头。

（2）放射性疼痛：疼痛可能沿着神经根的路径向肩部、手臂，甚至手指辐射，形成放射性疼痛。

（3）麻木和刺痛感：椎管狭窄可能导致神经受到压迫，引起手部、手指或其他区域的麻木和刺痛感。

（4）肌无力：患者可能感到手部或手指的肌肉无力，导致握力减弱。

（5）步态不稳：在一些严重的情况下，椎管狭窄可能影响脊髓，导致步态不稳，行走困难。

（6）手部协调问题：有些患者可能出现手部协调问题，影响日常生活活动，如写字、抓取物体等。

（7）颈部僵硬：患者可能感到颈部僵硬，特别是在长时间保持相同姿势后。

（8）头晕：椎管狭窄可能引起头晕，通常发生在活动时。

（9）排尿和排便控制的问题：在一些严重情况下，椎管狭窄可能影响脊髓的功能，引起排尿和排便控制方面的问题。

56 颈椎椎管狭窄症的治疗方法有哪些？

颈椎椎管狭窄症的治疗方法因患者的症状、狭窄的程度和个体差异而有所不同。治疗的目标是缓解症状、减轻神经根和脊髓的压力，以提高患者的生活质量。

（1）药物治疗：药物治疗是颈椎椎管狭窄症的常用治疗方法之一。主要是使用非甾体抗炎药、肌肉松弛药、利尿药等药物来缓解疼痛、消炎和减轻脊髓水肿等。

（2）物理治疗：可以帮助患者缓解疼痛、改善局部血液循环、促进炎症消退和减轻脊髓水肿等。常用的物理治疗方法包括低频电疗、中频电疗、高频电疗、磁疗、牵引等。牵引治疗可以通过拉伸颈部和肩部肌肉,减轻颈椎的压力,改善局部血液循环,缓解疼痛和减轻脊髓水肿等。常用的牵引方法包括手法牵引和机械牵引。

(3)颈托或颈圈固定:可以起到保护颈部、减轻疼痛和限制颈部活动的作用,适用于症状较轻的患者。

(4)手术治疗:对于症状较重或保守治疗效果不佳的患者,可能需要考虑手术治疗。手术治疗的目的是解除颈椎管的狭窄,减轻脊髓和神经的压迫,改善局部血液循环,缓解疼痛和恢复运动功能。常用的手术治疗方法包括颈椎前路减压融合术、颈椎后路减压融合术等。

57 什么是颈部脊髓损伤?

颈部脊髓损伤是指由于颈部受到外力作用,导致脊髓受到冲击或压迫,从而引发的脊髓损伤。这种损伤通常会导致运动、感觉及自主神经功能障碍等。根据损伤的严重程度,颈部脊髓损伤可以分为完全性损伤和不完全性损伤。完全性损伤是指脊髓受到严重损伤,导致瘫痪和感觉丧失等严重后果;不完全性损伤则是指脊髓受到较轻的损伤,可能只表现为局部的麻木、疼痛等症状。

58 颈部脊髓损伤的症状有哪些?

颈部脊髓损伤是一种严重的神经系统损伤,通常会导致运动、感觉及自主神经功能障碍等。以下是颈部脊髓损伤的主要症状:

(1)感觉异常:颈部脊髓损伤可能导致颈部和上肢的疼痛、麻木、感觉过敏或感觉减退等。这些症状可能会影响患者的日常生活和工作。

(2)运动障碍:颈部脊髓损伤可能导致肌力下降、活动受限或疼痛等症状。

(3)呼吸肌麻痹:颈部脊髓损伤可能导致膈肌和肋间肌瘫痪,从而引发呼吸困难,严重时可能导致呼吸骤停。这是颈部脊髓损伤的严重并发症之一。

(4)高位截瘫:颈部脊髓损伤可能导致高位截瘫,损伤平面以下感觉丧失、四肢无力或完全瘫痪、肌肉萎缩等。这种情况通常伴随着大小便失禁等自主神经功能障碍。

59 颈部脊髓损伤的治疗方法有哪些?

(1)合适的固定:为了防止因骨折移位而产生脊髓的再损伤,通常采用枕颌带牵引或持续颅骨牵引等方法对颈椎进行固定。这些方法可以帮助稳定颈椎,减轻疼痛和避免进一步的神经损伤。

（2）采取脊髓保护措施：为了缓解脊髓继发性损伤，应用激素类药物、甘露醇药物等来缓解神经水肿及炎症反应。特别是甲基强的松龙冲击疗法可以抑制神经炎症，保存神经功能。这些药物可以帮助减轻脊髓的炎症反应和水肿，保护神经细胞免受进一步的损伤。

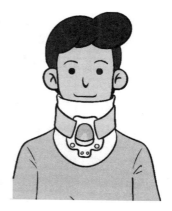

颈托固定

（3）手术治疗：手术的目的是对脊髓进行减压、稳定、融合及重建。手术适应证包括伴有神经功能进行性恶化、不稳定骨折、脱位、脊髓受压和椎间盘脱出等情况。手术治疗可以解除脊髓受压，稳定颈椎，为脊髓的恢复创造良好的条件。

第五篇
胸　椎

60　胸椎的常见疾病有哪些?

　　胸椎是脊柱的一部分,常见的疾病涉及胸椎的结构和功能。以下是一些胸椎常见的疾病:

　　(1)胸椎骨折:可能由外伤引起,如车祸、跌倒或其他身体碰撞。老年人骨密度减少,也增加了骨折的风险。

　　(2)胸椎椎管狭窄症:这是指胸椎椎管内的空间变窄,可能导致神经根受压,引起疼痛和其他神经症状。

　　(3)胸椎结核:是由结核分枝杆菌引起的脊柱感染。它可能导致椎体的破坏和脊柱不稳定。

　　(4)胸椎肿瘤:胸椎可能受到肿瘤的影响,包括原发性脊柱肿瘤和转移性肿瘤。

　　(5)脊柱感染:胸椎可能受到细菌或其他病原体的感染,引起脊椎的炎症。

　　(6)胸椎间盘突出症:这是椎间盘突出到椎间孔的情况,可能导致神经根受压,引起疼痛和其他症状。

　　(7)胸椎退行性疾病:随着年龄的增长,胸椎椎间盘和关节可能发生退行性变化,包括椎间盘退变和关节炎。

61 胸椎疾病的症状有哪些?

胸椎疾病是脊柱常见疾病之一,由于其特殊的生理结构和功能,常常会引起各种症状。以下是胸椎疾病的常见症状:

(1)胸背疼痛及驼背:胸椎疾病最常见的症状是胸背疼痛和驼背。疼痛通常是由于椎体病变或椎间盘病变引起的,而驼背则可能是由于长期姿势不良或椎体病变引起的。随着病情的发展,患者的背部也可能会因椎间隙变窄而突出驼背,影响患者的外观和姿势。

(2)前胸放射性疼痛:上胸椎退变可能会刺激肋间神经或引起肋间肌的疼痛,导致疼痛放射到前胸。

(3)下肢麻木和锥体束征:如果胸椎疾病压迫到脊髓,可能会导致下肢麻木和锥体束征,包括肌无力、肌张力改变等。

62 如何诊断胸椎间盘突出症?

可根据症状、体格检查、影像学检查和神经电生理检查的结果来诊断胸椎间盘突出症。

(1)症状:根据患者症状,如背部疼痛、辐射痛、麻木和刺痛感及肌力大小情况初步判断是否有胸椎间盘突出症。

（2）体格检查：通过观察患者的姿势、步态，检查背部的灵活性，以及测试感觉和反射等。这有助于确定患者的神经系统和肌肉系统的功能状态。

（3）影像学检查：最常用的检查是 MRI。MRI 检查能够清晰地显示软组织结构，帮助医生看到椎间盘的状态、是否突出，以及是否有神经根受压。

（4）神经电生理检查：神经电生理检查包括神经传导速度测试和肌电图检查等。这些检查有助于评估神经功能和确定神经受损的程度。

63 胸椎间盘突出症的治疗方法有哪些？

胸椎间盘突出症是一种常见的脊柱疾病，治疗方法因病情而异。以下是常见的治疗方法：

（1）休息：对于轻度胸椎间盘突出症患者，休息和避免过度活动可以帮助减轻症状。

（2）胸部制动：胸部制动可以减轻胸椎间盘的压力，有助于缓解疼痛和减轻炎症反应。

（3）对症处理：针对患者的症状进行对症处理，如使用非甾体抗炎药缓解疼痛、使用神经营养药物促进神经修复等。

（4）物理治疗：如电疗、热疗、牵引等物理治疗可以帮助缓解疼痛和改善肌肉紧张症状。

（5）针灸治疗：针灸治疗是一种传统的治疗方法，可以缓解疼痛和促进气血运行，有助于修复受损的神经和肌肉组织。

（6）封闭治疗：封闭治疗是一种局部注射治疗方法，将药物直接注射到病变的部位，以达到快速止痛和消炎的效果。

（7）手术治疗：对于严重的胸椎间盘突出症患者，手术可能是必要的治疗方法。手术可以减轻神经根的压迫，修复受损的神经和肌肉组织。

64 什么是胸椎后凸畸形？

正常情况下，脊柱具有生理性的前凸（颈椎和腰椎）和后凸（胸椎和骶骨），这种曲度有助于支撑身体重量、吸收冲击，并提供灵活性。胸椎后凸特征是胸椎区域向后方弯曲，使背部呈现凸起的状态。然而胸椎后凸畸形是指胸椎区域的后凸过度增加，形成的一种异常的后凸曲度。

65 如何诊断胸椎后凸畸形？

诊断胸椎后凸畸形通常是通过影像学检查和医生的临床评估。

（1）影像学检查：① X线检查。X线检查是最常用的初步筛查工具。它能提供全面的脊柱结构信息，测量胸椎后凸角度，帮助

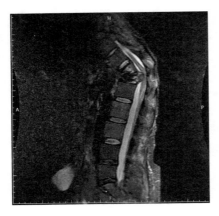

胸椎后凸畸形影像图

医生评估胸椎的曲度和椎体的形状。② MRI 检查。MRI 检查对于评估脊髓、椎间盘的状态更为敏感。它能提供详细的图像,帮助医生更全面地了解胸椎后凸及胸部脊髓的受压情况。③ CT 检查。CT 检查可以提供更为详细的骨结构图像,有助于进一步评估椎体和相关骨结构的状态。这对于检测骨折和了解骨骼畸形非常有用。

（2）临床评估：通过仔细的体格检查,观察患者的姿势、背部的曲度和肌肉的状况、背部的对称性、肩膀的高度和脊柱的曲度,可以初步诊断胸椎后凸畸形。

66 胸椎后凸畸形的治疗方法有哪些?

胸椎后凸畸形是一种常见的脊柱疾病,治疗方法因病情而异。以下是常见的治疗方法：

（1）保守治疗：对于轻度胸椎后凸畸形患者,可以采用保守治疗,包括休息、物理治疗、药物治疗等。休息可以缓解疼痛和减轻炎症反应,物理治疗如电疗、热疗、牵引等可以改善肌肉紧张和疼痛症状,药物治疗可以缓解疼痛和促进神经修复。

（2）支具治疗：支具治疗是一种常用的保守治疗方法，通过佩戴特制的支具，可以减轻胸椎的压力，改善胸椎的姿势，防止畸形加重。支具治疗需要长期坚持使用，并定期进行评估和调整。

（3）手术治疗：对于严重的胸椎后凸畸形患者，手术治疗可能是必要的治疗方法。手术治疗可以纠正脊柱弯曲，减轻神经根的压迫，改善呼吸功能，提高患者的生活质量。手术治疗需要根据患者的具体情况进行个体化设计，选择合适的手术方式和手术入路。

（4）康复治疗：康复治疗是胸椎后凸畸形治疗的重要部分，包括康复体操、呼吸训练、姿势训练等。康复治疗可以帮助患者改善肌肉力量和平衡能力，减轻疼痛和僵硬症状，提高日常生活能力和生活质量。

67 胸椎椎管狭窄症的症状有哪些？

胸椎椎管狭窄症是由于胸椎椎管内狭窄或压迫脊髓而引起的一系列症状。以下是常见的胸椎椎管狭窄症的症状：

（1）下肢麻木、无力、发凉、僵硬及不灵活：患者可能会感到下肢麻木、无力、发凉、僵硬及不灵活，有时还伴有疼痛。这些症状通常是由于脊髓受到压迫而引起的。

（2）间歇性跛行：行走一段距离后，患者可能会感到腿部无力、麻木或疼痛，需要弯腰或蹲下休息片刻才能继续行走。

（3）站立及步态不稳：患者可能会站立和步态不稳，需要持双拐或扶墙行走以保持平衡。这是由脊髓受压导致神经信号传导受阻而引起的。

（4）胸腹部有束紧感或束带感：患者可能会感到胸腹部有束紧感或束带感，这是因为脊髓受到压迫而产生的放射性疼痛。

（5）背部疼痛：患者可能经历背部疼痛，尤其是在胸椎区域。这种疼痛可能是隐痛、刺痛或放射痛。

（6）尿失禁或排便障碍：在极端情况下，脊髓压迫可能影响盆腔器官的功能，导致尿失禁或排便障碍。

68 胸椎椎管狭窄症的治疗方法有哪些?

胸椎椎管狭窄症是一种常见的脊柱疾病，治疗方法因病情而异。以下是常见的治疗方法：

（1）保守治疗：对于症状较轻的胸椎椎管狭窄症患者，可以采用保守治疗。保守治疗主要包括休息、物理治疗、药物治疗等。休息可以缓解疼痛和减轻炎症反应，物理治疗如电疗、热疗、牵引等可以改善肌肉紧张和疼痛症状，药物治疗可以缓解疼痛和促进神经修复。

（2）手术治疗：对于严重的胸椎椎管狭窄症患者，手术治疗可能是必要的治疗方法。手术治疗可以纠正脊柱弯曲，减轻神经根的压迫，改善呼吸功能，提高患者的生活质量。手术治疗需要根据患者的具体情况进行个体化设计，选择合适的手术方式和手术入路。

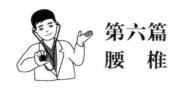

**第六篇
腰　椎**

69 腰椎的常见疾病有哪些？

腰椎的常见疾病包括：

（1）腰椎间盘突出症：发生在椎间盘内部核心突出穿过外层并挤压到相邻神经根的情况下，可导致下背部和双腿出现疼痛、麻木和无力。

（2）腰椎间盘退行性疾病：随着年龄增长，椎间盘可能退化，导致灵活性降低、高度减少，并可能压迫神经。

（3）腰椎椎管狭窄症：这是椎管变窄，可能会压迫脊髓和神经，导致下背部和双腿疼痛、麻木和无力等。

（4）腰椎滑脱症：发生在一个椎体向前滑移到下面一个椎体上的情况下，可能会压迫神经，引起下背部和双腿疼痛。

（5）坐骨神经痛：这种情况涉及坐骨神经的刺激或压迫，导致疼痛、刺痛或麻木从下背部向下延伸到腿部。

（6）肌肉拉伤和劳损：腰椎肌肉和韧带的损伤会导致疼痛和活动受限。

（7）腰椎骨折：可能由外伤、骨质疏松症或其他潜在疾病引起。

（8）腰椎感染和肿瘤：尽管比较少见，腰椎感染或肿瘤可能会导致严重疼痛和神经功能障碍。

（9）其他腰椎疾患：腰椎风湿性关节炎、腰椎间盘钙化、腰椎侧弯、腰椎旋转移位等。

70 腰椎间盘突出症的症状有哪些？

腰椎间盘突出症是由于腰椎间盘发生退行性病变，压迫脊髓和神经根而引起的一系列症状。腰椎间盘突出症可以引起一系列症状，包括：

（1）腰痛：腰痛通常是最早和最常见的症状，通常局限在腰部。

（2）下肢疼痛（坐骨神经痛）：锐痛，放射向臀部并延伸至一条或两条腿的疼痛。这通常是由于脊神经根受压或刺激所致。

（3）麻木或刺痛感：下背部、臀部、腿部或脚部出现麻木、刺痛或针扎感。

（4）肌肉无力：腿部肌肉无力，可能导致抬腿或控制腿部和脚部时出现困难。

（5）神经反射变化：受影响的腿部反射减弱或加强。

（6）肠道或膀胱功能障碍：在严重情况下，腰椎间盘突出症可能导致肠道或膀胱功能的控制困难，尽管这种情况比较罕见。

需要注意的是,并非所有腰椎间盘突出症患者都会经历所有这些症状,而且症状的严重程度在不同个体间可能有很大差异。

 腰椎间盘突出症的治疗方法有哪些?

腰椎间盘突出症的治疗方法因症状的严重程度和个体情况而异。以下是一些常见的治疗方法:

(1)保守治疗:通过平躺休息避免症状加重;电疗、热疗、牵引、按摩等物理治疗;使用非甾体抗炎药和糖皮质激素。

(2)微创治疗:椎管外注射类固醇,将药物直接输送到脊神经周围的空间,以减轻疼痛和肿胀;神经根阻滞术可治疗受影响的特定神经根。

(3)手术治疗:主要用于严重的病例或反复发作、保守治疗无效的患者。手术方法有多种,如椎间盘切除术、椎间盘置换术等。

(4)生活方式调整:应注意调整生活方式,避免长时间坐立、弯腰等不良姿势,保持正确的站姿和坐姿。适当锻炼腰背肌肉,减轻体重,有助于预防复发。

具体治疗方法的选择取决于诸如症状的严重程度、个体的整体健康状况及对初步治疗措施的反应等因素。应定期到医院进行复查,及时了解病情的变化和治疗效果,以便及时调整治疗方案。

72 腰椎间盘突出症患者的生活注意事项有哪些?

腰椎间盘突出症患者可以采取一些生活预防措施来管理病情,降低症状恶化的风险。以下是一些重要的预防措施:

(1)保持健康体重:过重的身体会加重腰椎间盘突出症的症状。患者应通过均衡饮食和定期运动来保持健康体重。

(2)定期锻炼:参与低冲击性的锻炼,如步行、游泳或瑜伽,有助于加强支撑脊柱的肌肉并改善灵活性。但是,患者应避免剧烈运动,以免加重病情。

(3)保持良好姿势:在坐立、站立和举重时保持正确的姿势,有助于减轻下背部的压力并减少不适感。

(4)使用人体工学家具:使用能够支撑脊柱生理曲度并促进良好姿势的椅子和其他家具。

(5)避免长时间坐着或站着:在长时间坐着或站着时定期休息,以避免对下背部的过度压力。

(6)戒烟:如果患者吸烟,戒烟可以带来好处,因为吸烟与椎间盘退变加速有关。

(7)避免寒冷、潮湿的居住及工作环境:寒冷和潮湿的环境容易导致腰部肌肉紧张和血液循环不畅,从而加重病情。因此,要尽量避免处于这种环境中。

(8)避免搬运重物:患者应避免搬运重物,因为这会给下背部带来压力并加重症状。

（9）使用正确的体位：在进行日常活动时，如弯腰或捡东西时，患者应使用正确的体位，以避免加重病情。

73 腰椎间盘突出症患者的锻炼方法有哪些？

腰椎间盘突出症是一种常见的脊柱疾病，适当的锻炼可以帮助缓解病情和增强腰部肌肉的力量。以下是几种适合腰椎间盘突出症患者的锻炼方法：

（1）飞燕式：可以有效增强腰背肌的力量。具体步骤如下：① 患者先俯卧在床上，双脚、双手和头部同时抬起，用腹部作为支撑点。② 在保持一段时间后，缓慢放下手脚和头部，重复进行多次。③ 在锻炼过程中，可以根据患者的实际情况逐渐增加抬起的时间和次数。

（2）五点支撑法：可以有效缓解腰部疼痛和增强腰部肌肉的力量。具体步骤如下：① 患者先俯卧在床上，用双脚、双手和头部五个点作为支撑点，抬起臀部与腹部。② 在保持一段时间后，缓慢放下臀部和腹部，重复进行多次。在锻炼过程中，可以根据患者的实际情况逐渐增加抬起的时间和次数。

患者在开始任何锻炼计划之前，最好先咨询医疗专业人士或理疗师。同时，在锻炼过程中应保持适当的运动量和运动强度，以避免过度劳累。

74 什么是腰椎椎管狭窄症？

腰椎椎管狭窄症是一种疾病，其特征是腰部脊柱椎管的狭窄。这种椎管的狭窄会对脊髓和通过腰部至腿部的神经施加压力。腰椎椎管狭窄症最常见的病因是随着年龄增长而发生的脊柱退行性变化，如韧带增粗、骨刺形成及椎间盘退化。

75 腰椎椎管狭窄症的症状有哪些？

腰椎椎管狭窄症是一种常见的脊柱疾病，主要症状包括腰部疼痛和后伸受限、间歇性跛行及马尾神经压迫症等。下面将详细介绍这些症状：

（1）腰部疼痛和后伸受限：当腰椎椎管狭窄时，椎管内保留的空隙减小或消失，腰椎由前屈到后伸时，椎管后方的小关节囊及黄韧带被挤向椎管和神经根管，使椎管内压急剧增加，导致疼痛加重或不能伸腰。这种疼痛通常在腰部的一侧或两侧，可能伴随着酸胀或僵硬感。在长时间坐或站立后，疼痛可能会加剧。

（2）间歇性跛行：患者步行一定距离后，下肢有逐渐加重的沉重、疼痛、麻木、无力等感觉，以致不得不改变姿势，甚至跛行。当蹲下或休息片刻后症状减轻或消失，可继续步行。这是腰椎椎管狭窄症的一个典型症状，主要表现为运动后的腿部不适和疲劳感。

（3）马尾神经压迫症：腰椎椎管狭窄症可导致马尾神经受压迫，出现马鞍区的症状与体征，以及括约肌的症状。最初可能表现为马鞍区的麻木和感觉障碍，严重时可出现大小便及性生活障碍。这种情况通常是由于腰椎椎管内的骨质增生、韧带肥厚或椎间盘突出等病变压迫了马尾神经所致。

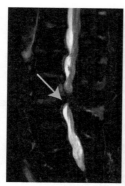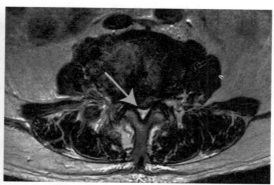

腰椎椎管狭窄症影像图

76 腰椎椎管狭窄症的治疗方法有哪些？

腰椎椎管狭窄症的治疗方法主要包括保守治疗、微创治疗和开放式手术治疗。下面将详细介绍每种方法及其适用情况：

（1）保守治疗：保守治疗是腰椎椎管狭窄症的常用治疗方法，主要包括药物治疗、物理治疗和康复训练等。药物治疗主要是缓解疼痛和改善炎症反应，物理治疗包括热敷、按摩、电疗等，康复训练则包括腰背肌锻炼、游泳等。保守治疗适用于症状较轻的患者,通常可以在一定程度上缓解症状。

(2)微创治疗:微创治疗是一种较新的治疗方法,可以通过较小的创伤达到治疗目的。常用的微创治疗方法包括椎间盘内窥镜下椎间盘切除术、椎间孔镜下椎间盘切除术等。这些手术可以在局部麻醉下进行,具有创伤小、恢复快、并发症少等优点。微创治疗适用于症状较重、保守治疗无效的患者。

(3)开放式手术治疗:开放式手术治疗是腰椎椎管狭窄的最后治疗方法。开放式手术通常需要广泛剥离肌肉和软组织,创伤较大,恢复时间较长,但可以彻底解除病因。开放式手术治疗适用于症状较重、严重影响生活质量的患者。

77 什么是腰椎滑脱症?

腰椎滑脱症是由于腰椎之间的相互错位,引起的腰部疼痛不适。这种错位可能牵拉肌肉、韧带、神经、血管,也可能造成椎管直径的缩小,导致脊髓或马尾神经受压,从而引发腰部疼痛、腿痛、脚麻等不舒服的症状。腰椎滑脱症可能是由于先天畸形、脊柱退行性变化、外伤或应力性骨折等导致的。临床常用的4度分级法,是将下位椎体上缘分为4等份,根据上位椎体相对下位椎体移位的程度分为Ⅰ~Ⅳ度。Ⅰ度指上位椎体相对于下位椎体移位小于25%,Ⅱ度指移位在25%~50%之间,Ⅲ度、Ⅳ度以此类推。

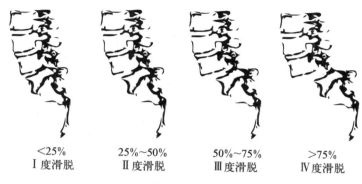

<25%	25%~50%	50%~75%	>75%
Ⅰ度滑脱	Ⅱ度滑脱	Ⅲ度滑脱	Ⅳ度滑脱

腰椎滑脱的分度

78 腰椎滑脱症的症状有哪些?

腰椎滑脱症是一种常见的脊柱疾病,主要症状包括腰骶疼痛、坐骨神经受累、间歇性跛行、马尾神经综合征、姿势和步态改变等。下面将详细介绍这些症状及其可能的原因:

(1)腰骶疼痛:腰骶疼痛是腰椎滑脱症最常见的症状之一,通常表现为腰部酸胀、疼痛或不适感。这种疼痛可能会在活动后加剧,休息后可缓解。疼痛的部位通常位于腰骶部,也就是脊柱下部与骨盆相连的部位。

(2)坐骨神经受累:腰椎滑脱症可能导致坐骨神经受累,表现为臀部和下肢疼痛、麻木、无力等。这种症状通常在活动后加重,休息后可缓解。坐骨神经受累的原因可能是腰椎滑脱引起的神经根受压或炎症反应。

（3）间歇性跛行：间歇性跛行是腰椎滑脱症的另一个常见症状，表现为行走一段距离后，出现臀部和下肢麻木、无力等症状，需要休息后才能继续行走。这种症状通常是由于腰椎滑脱引起的坐骨神经受压或炎症反应所致。

（4）马尾神经综合征：腰椎滑脱症可能导致马尾神经受牵拉或受压迫，表现为会阴部麻木、刺痛、尿失禁等。这种症状通常是由于腰椎滑脱引起的骨性压迫所致。

（5）姿势和步态改变：有些人可能由于不适或在做某些动作时感到困难而出现姿势或步行方式的改变。

79 腰椎滑脱症的治疗方法有哪些？

腰椎滑脱症的治疗方法取决于病情的严重程度、是否存在神经系统症状，以及患者个体因素，如年龄、总体健康状况和生活方式。以下是一些常见的治疗方法：

（1）保守治疗：这可能包括休息和物理治疗，以加强支撑脊柱的肌肉并提高柔韧性。非甾体抗炎药或糖皮质激素可用于缓解不适。

（2）支具：在某些情况下，可能建议使用腰托或支具，以为脊柱提供支持和稳定。

（3）类固醇注射：对于出现明显疼痛或与神经压迫有关的炎症的患者，可以考虑硬膜外类固醇注射。

（4）手术：对于严重病例或出现进行性神经功能缺陷的患者，可能需要手术干预。具体的手术程序将取决于滑脱的程度、脊柱稳定性和相关症状。手术选项可能涉及脊柱融合、椎板切除术或脊柱减压术，以减轻神经压迫。

（5）生活方式调整：体重管理、定期锻炼和正确的身体力学可以帮助减轻对脊柱的压力，并促进整体脊柱健康。

（6）患者教育：了解疾病并学习背部护理技巧、正确的姿势对于长期管理和预防恶化至关重要。

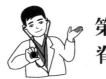

第七篇
脊柱骨折

80 什么是椎体压缩性骨折？

椎体压缩性骨折是一种脊柱骨折的类型，主要涉及椎体的损伤。椎体压缩性骨折是指椎体在外力作用下发生压缩性变形，通常是由于脊椎承受垂直方向的压力而导致。这种类型的骨折最常见于胸椎和腰椎区域，因为这些部位承受身体的重量和负担最大。椎体压缩性骨折通常由于摔跌、车祸、运动伤害、骨质疏松等原因引起。老年人和骨质疏松患者更容易发生椎体压缩性骨折，因为骨密度减少使得椎体更易受损。患者可能在骨折发生时感到急剧的疼痛，尤其是在患有骨质疏松的情况下，因为骨折可能发生在相对较小的外力下。此外，椎体压缩性骨折还可能导致身高缩短、驼背，严重时可能对脊髓和神经结构产生压迫，引起神经系统症状。医生通常通过临床症状和影像学检查来诊断椎体压缩性骨折，如 X 线检查、CT 检查或 MRI 检查。治疗的方法取决于骨折的严重程度和患者的病史。对于较轻的骨折，保守治疗可能包括休息、使用矫正性矫具、疼痛管理和物理治疗。对于严重的骨折，可能需要外科手术，如椎体成形术或切开复位内固定术，以恢复椎体的高度和稳定脊柱。椎体压缩性骨折的康复过程通常需要时间，而一些患者可能需要长期的康复和生活方式的调整。预防骨折的关键包括保持良好的骨密度、避免摔跌和提前治疗骨质疏松等。及早的诊断和治疗对于椎体压缩性骨折患者的康复至关重要。

81 什么是椎体爆裂性骨折?

　　椎体爆裂性骨折是一种脊柱骨折的严重类型，它涉及椎体的广泛破裂和变形。椎体是构成脊柱的主要骨块，而爆裂性骨折表示椎体在外力作用下不仅发生了压缩，而且还出现了广泛的破碎。这种类型的骨折通常发生在脊柱的高能量损伤或创伤中，如交通事故、坠落、重物压迫等。

　　椎体爆裂性骨折的临床表现包括剧烈的背部疼痛、运动受限、变形，以及神经系统症状，如四肢麻木、无力等。因为椎体的严重破裂，可能导致脊柱的不稳定性，进而压迫脊髓或神经根，造成神经功能障碍。

　　诊断椎体爆裂性骨折通常需要临床症状的评估和影像学检查，如 X 线检查、CT 检查或 MRI 检查。这些检查有助于确定骨折的位置、程度及是否伴有神经系统的损伤。

　　治疗椎体爆裂性骨折是一个复杂的过程，具体的方法取决于骨折的性质和严重程度。在某些情况下，保守治疗可能包括休息、使用矫具、药物治疗。然而,对于一些复杂的椎体爆裂性骨折,可能需要外科手术来重建椎体结构,稳定脊柱,并减轻对脊髓和神经的压力。

椎体爆裂性骨折的康复过程通常较为漫长,需要综合的康复计划,包括物理治疗、康复训练和可能的心理支持。在康复过程中,患者可能需要逐渐恢复正常活动,并学会正确的体位和动作,以减少对脊柱的额外压力。

82 脊柱骨折的现场急救措施是什么?

脊柱骨折是一种严重的创伤,现场急救至关重要,以减轻患者的痛苦并最大限度地减少并发症的风险。以下是脊柱骨折的现场急救措施:

(1)安全优先:在任何救援行动之前,确保现场的安全。确保急救人员和受伤者都不再继续受到伤害。

(2)呼叫急救:立即拨打"120"急救电话,向急救人员提供准确的信息,包括受伤者的状况和现场的详细情况。

(3)保护颈椎:在怀疑脊柱骨折的情况下,要小心移动受伤者。保持颈椎和头部的稳定,防止进一步的损伤。可以使用固定颈椎的夹板或者手来支持头颈部。

(4)不移动患者:尽量避免移动患者,特别是脊柱部位。不要试图让患者自行行走或移动。在急救人员到达之前,保持患者的位置,以减少额外的创伤和骨折。

（5）止血和缓解疼痛：如果有明显的出血,可以使用清洁的布或纱布进行止血。但是,避免对受伤部位进行过度的压迫。控制出血的同时,可以使用冰袋或冷敷物品来减轻疼痛和肿胀。

（6）观察呼吸：监测受伤者的呼吸情况。如果受伤者呼吸困难,可对其进行人工呼吸,但应避免颈椎过度屈曲。

（7）保持体温：如果可能,为受伤者提供保暖措施,以防体温下降。

（8）提供心理支持：受伤者可能会感到惊恐、紧张或焦虑。提供安慰和安抚,保持与患者的沟通,避免谈论可能导致情绪紧张的话题。

脊柱骨折的现场急救需要细心、谨慎和专业。及时的急救措施有助于最小化进一步的损伤,并提高受伤者的康复机会。等待专业医疗人员的到来是至关重要的。

83 脊髓的功能是什么？

脊髓的功能使得我们能够感知外部世界,控制肌肉活动,同时调节内脏器官的运作。它与大脑协同工作,构成了一个复杂而高效的神经系统,确保身体的正常运作。由于脊髓的重要性,对于脊髓损伤或疾病的研究和治疗一直是医学领域的关注焦点。

脊髓是中枢神经系统的一部分,是连接大脑和身体其他部分的主要神经通道。它位于脊柱的椎管内,负责传递神经冲动,控制身体的感觉、运动和许多自主神经系统的功能。以下是脊髓的主要功能:

(1)感觉功能:脊髓通过感觉神经传递来自身体各个部位的感觉信息,包括触觉、温度、痛觉和位置觉。这些感觉信息通过神经纤维传递到脊髓,并由脊髓传递到大脑,使我们能够感知周围环境,对刺激做出适当的反应。

(2)运动功能:脊髓也负责传递运动神经冲动,使我们能够控制肌肉的运动。运动神经从大脑发出信号,通过脊髓传送到肌肉,引起肌肉的收缩和运动。

(3)反射:脊髓参与控制许多简单和复杂的反射动作,这些动作不需要大脑的直接参与。例如,当手触及热物体时,脊髓可以引发一系列的反射动作,比如迅速将手收回。

(4)自主神经系统的调节:脊髓还通过自主神经系统调节心率、呼吸、消化和其他内脏器官的功能。这一系统分为交感神经系统和副交感神经系统,通过脊髓传递来自大脑的指令以维持身体内部环境的平衡。

(5)神经元的联络:脊髓包含许多神经元,它们通过复杂的网络相互连接。这些连接允许神经冲动在脊髓内部进行复杂的处理,如神经信息的传递和整合。

84 什么是骨水泥？

（1）成分和制备：骨水泥的主要成分是聚甲基丙烯酸甲酯（PMMA），这是一种聚合物，通常以粉末状固体和液体的形式供应。在手术中，将这两种材料混合在一起，形成一种黏稠的液体，然后注入骨折或缺损的部位。随着时间的推移，骨水泥逐渐硬化和固化，为骨骼结构提供支持。

（2）用途：骨水泥主要用于骨科手术中，用于治疗骨折、骨肿瘤切除、髋关节和膝关节置换术等。它可以填充骨折或骨缺损部位，提供结构支持，帮助稳定骨骼并促进愈合。此外，骨水泥还用于一些介入性治疗，如椎体成形术，用于治疗椎体骨折。

85 什么是椎弓根螺钉？

（1）结构和设计：椎弓根螺钉通常由耐腐蚀的合金（如钛合金或不锈钢）制成。它的结构设计独特，具有螺旋形的外形，以便更容易穿过椎弓根和椎体。椎弓根螺钉的顶部通常带有螺纹，使其能够连接到其他植入物，如连接棒。

（2）用途：椎弓根螺钉主要用于脊柱手术中，如脊柱融合术、脊椎畸形矫正术、椎间盘置换术等。目的是稳定脊柱，促使椎体之间骨骼的融合，并纠正可能存在的脊柱畸形或损伤。

（3）手术步骤：椎弓根螺钉的植入通常需要精确而复杂的手术步骤。在手术中，医生使用 X 射线或导航系统来引导椎弓根螺钉植入准确位置。通过在椎弓根部穿刺，将椎弓根螺钉穿过椎体，最终将其连接到其他植入物上，形成一个稳定的结构。

（4）稳定性和融合：椎弓根螺钉的植入增强了脊柱的稳定性，可防止过度的运动和早期的疼痛。它还提供了一个理想的环境，促使椎体之间的骨骼融合。融合过程使相邻的椎体变得更加稳定，并减轻了患者的症状。

86 脊柱骨折的常见手术治疗方法有哪些？

脊柱骨折的手术治疗方法通常用于处理不稳定的骨折、脊柱骨折伴有神经系统损伤，以及无法通过非手术手段有效治疗的情况。以下是一些常见的脊柱骨折手术治疗方法：

（1）经皮椎体成形术：这是一种用于治疗椎体骨折的微创手术。在经皮椎体成形术中，医生通过导航系统或 X 射线引导，将特殊的骨水泥注入椎体中，以稳定骨折和缓解疼痛。经皮椎体成形术还包括在椎体内放置一个膨胀的气囊，以还原椎体的高度。

（2）后路椎弓根螺钉内固定术：这是一种通过脊柱的后路进行的手术，医生通过椎弓根螺钉将椎体连接在一起。这种方法通常用于治疗胸椎和腰椎的骨折。

（3）前路手术：有时医生可能通过脊柱的前路进行手术，特别是对于颈椎骨折。这包括通过颈部前方的颈动脉间隙进行手术，以到达椎体并进行固定。

手术治疗的选择取决于许多因素，包括骨折的类型、位置、严重程度，患者的年龄、健康状况及是否伴有神经系统损伤。

87 什么是颈椎骨折？

颈椎骨折通常由外伤引起，可以导致颈椎结构的损伤。颈椎是脊柱的一部分，在构建脊柱的同时支持和保护脑干、脊髓和神经根。

（1）原因：颈椎骨折通常是由外力引起的创伤性损伤，如交通事故、跌落、运动伤害或其他暴力性撞击。老年人骨密度降低，也增加了颈椎骨折的风险。

（2）分类：颈椎骨折可分为多种类型，根据骨折的位置、程度和稳定性进行分类。其中最常见的是颈椎横突骨折、颈椎椎体骨折等。

（3）症状：颈椎骨折的症状取决于骨折的类型和程度。轻微的骨折可能导致局部疼痛，而严重的骨折可能导致颈椎不稳定，引起神经系统损伤，导致瘫痪、感觉丧失或呼吸困难等症状。

（4）诊断：诊断颈椎骨折通常通过临床评估，以及 X 线、CT和 MRI 等影像学检查来进行。这些检查有助于确定骨折的类型、位置和程度，以及是否存在神经系统损伤。

（5）治疗：颈椎骨折的治疗取决于骨折的类型和严重程度。对于较轻的骨折，可能采用保守治疗，包括颈椎固定或颈椎牵引。对于严重的骨折，尤其是伴有神经系统损伤的情况，可能需要手术干预，如颈椎融合术、椎间融合术或椎体成形术。

（6）康复：颈椎骨折的康复措施包括物理治疗、康复训练和药物管理，以帮助患者减轻疼痛、恢复功能和提高生活质量。康复措施的持续时间和内容取决于骨折的类型和治疗方法。

88 颈椎骨折的症状有哪些?

颈椎骨折的症状可以因骨折的类型、位置和程度而异。轻微的颈椎骨折可能表现为局部疼痛，而严重的颈椎骨折则可能导致颈椎不稳定，引发神经系统损伤，表现为更严重的症状。以下是一些颈椎骨折可能出现的症状：

（1）颈部疼痛：这是颈椎骨折的最常见症状之一。这种疼痛可能出现在受伤部位，持续时间和强度因骨折的程度而异。患者可能感到刺痛、酸痛或钝痛。

（2）颈部僵硬：由于骨折导致的炎症和组织受损，患者可能感到颈部变得僵硬，难以进行正常的运动。

（3）头痛：一些颈椎骨折患者可能经历头痛，特别是在颅骨底部或颈椎的上部，这可能是神经系统受累导致的。

（4）肩膀疼痛：颈椎骨折的疼痛可能会放射到肩膀区域，尤其是在骨折引起的炎症或肌肉紧张的情况下。

（5）感觉异常：严重的颈椎骨折可能导致感觉异常，包括刺痛、麻木或痛觉异常，这可能是由神经根受损或压迫引起的。

（6）运动障碍：骨折可能导致颈椎不稳定，影响周围肌肉的正常功能。患者可能感到活动受限，难以转动头部或进行日常活动。

（7）神经系统症状：严重的颈椎骨折可能影响神经系统，导致更严重的症状，如四肢瘫痪、呼吸困难、尿失禁等。这些症状可能表明脊髓或神经根受到了压迫或损害。

（8）颈椎畸形：在一些情况下，特别是颈椎骨折较为明显的情况下，可以观察到颈椎的明显畸形。

89 颈椎骨折的治疗方法有哪些？

颈椎骨折的治疗方法取决于骨折的类型、位置、程度，以及是否伴有神经系统损伤。治疗的目标包括减轻疼痛、恢复颈椎的稳定性，并防止潜在的神经系统并发症。以下是一些常见的颈椎骨折治疗方法：

（1）保守治疗：① 颈椎固定。对于某些颈椎骨折，特别是稳定性较好的骨折，可能会采用颈椎固定的保守治疗方法。这包括使用颈托或其他支撑装置，以限制颈部的运动，促进骨折的愈合。② 颈椎牵引。在一些情况下，医生可能会建议使用颈椎牵引，通过轻度拉伸颈椎，减轻压力，促使骨折愈合。③ 药物治疗。为控制疼痛和减轻炎症，医生可能会建议使用非甾体抗炎药或其他疼痛管理药物。④ 物理治疗。物理治疗是帮助患者恢复颈椎功能和减轻疼痛的重要组成部分。物理治疗师可以制订适合患者的康复计划，包括颈部和上肢的运动训练、柔韧性练习和康复锻炼。

（2）手术治疗：① 颈椎融合术。当颈椎骨折导致颈椎不稳定或严重的神经系统损伤时，可能需要进行颈椎融合手术。在这种手术中，医生通过植入椎弓根螺钉、螺杆或其他植入物，将相邻的椎体连接在一起，促使它们最终愈合为一个整体。② 椎弓根螺钉内固定术。这种手术涉及将椎弓根螺钉植入颈椎，通过连接椎弓根和其他支撑结构来提供更强大的支持和稳定性。③ 前路手术。对于某些颈椎骨折，特别是颈椎椎体骨折，医生可能通过前路手术，即通过颈动脉间隙进行手术，进行椎体融合或固定手术。④ 其他手术选择。根据具体情况，医生还可能选择其他手术方法，如椎弓根连接椎板固定术、后路椎弓根螺钉内固定术等。

90 什么是胸椎骨折？

胸椎骨折是指胸椎的一个或多个椎体发生裂缝、断裂或移位。

（1）原因：胸椎骨折的主要原因是外伤，交通事故、跌落、运动伤害和其他暴力性撞击是导致胸椎骨折的常见原因。老年人由于骨密度降低,也更容易在较小的外力下发生骨折。

（2）症状:轻微的骨折可能表现为背部疼痛,而严重的骨折可能导致呼吸困难、感觉丧失、运动障碍和脊髓损伤等更为严重的症状。

（3）诊断:诊断胸椎骨折通常需要临床评估和影像学检查。医生可能会通过问诊、身体检查和影像学检查,如X线检查、CT检查和MRI检查,来确定骨折的类型、位置和程度。

（4）治疗:胸椎骨折的治疗方法取决于骨折的类型和程度,以及是否伴有神经系统损伤。常见的治疗包括:① 保守治疗。对于一些稳定性较好的胸椎骨折,可能采用保守治疗方法,包括休息、疼痛管理、康复训练和物理治疗。② 药物治疗。使用药物如非甾体抗炎药或镇痛药来控制疼痛和减轻炎症。③ 手术治疗。对于不稳定的胸椎骨折或伴有神经系统损伤的情况,可能需要手术干预,如椎体成形术、椎弓根螺钉内固定术等。

（5）康复:无论采用何种治疗方法,胸椎骨折患者通常都需要进行康复。物理治疗和康复训练有助于增强肌肉、提高柔韧性,并帮助患者逐渐恢复正常活动。

91 胸椎骨折的症状有哪些?

胸椎骨折的症状可以因骨折的类型、程度和位置而异,从轻微的症状到严重的神经系统损伤都有可能。以下是一些可能出现的症状：

（1）背部疼痛：胸椎骨折最常见的症状之一是背部疼痛，通常位于受伤的椎体附近。这种疼痛可能是刺痛、锐痛或钝痛，程度因骨折的严重程度而异。

（2）呼吸困难：如果骨折导致胸廓活动受限，如椎体移位压迫肺部，患者可能经历呼吸困难。这是一种严重的症状，需要立即就医。

（3）感觉异常：严重的胸椎骨折可能导致神经系统受损，引起感觉异常，如刺痛、麻木或痛觉异常。这取决于受影响神经的位置。

（4）肌肉症状：胸椎骨折可能影响周围肌肉的正常功能，导致肌肉僵硬、紧张或疲劳。患者可能感到运动受限。

（5）姿势改变：部分胸椎骨折可能导致椎体的移位，引起姿势改变。这可以通过视觉检查或X线检查来观察。

（6）神经系统症状：如果胸椎骨折引起脊髓或神经根的压迫或损伤，可能会出现更严重的神经系统症状，包括四肢瘫痪、尿失禁、肛门感觉丧失等。

（7）呼吸肌群疼痛：由于受伤的位置可能涉及呼吸肌群，患者可能感到胸部深处的疼痛，尤其是深呼吸或咳嗽时。

（8）胸部或背部淤血：由于骨折可能导致血管或淋巴管受压，可能在受伤区域出现肿胀、淤血或静脉曲张。

（9）咳嗽和喘息：一些患者可能由于受伤导致呼吸肌群紧张，而出现咳嗽和喘息的症状。

需要注意的是,胸椎骨折的症状可能在骨折后不久即可显现,但在某些情况下,症状可能在数小时或数天后才显现。

92 胸椎骨折的治疗方法有哪些?

胸椎骨折的治疗方法取决于骨折的类型、位置、程度,以及是否伴有神经系统损伤。治疗的目标包括减轻疼痛、恢复胸椎的稳定性,并防止潜在的神经系统并发症。以下是一些常见的胸椎骨折治疗方法:

(1)保守治疗:① 休息和活动限制。在初期,患者可能需要休息来减轻疼痛,并限制活动,以防止进一步的损伤。医生会根据骨折的愈合情况来指导活动程度。② 药物治疗。使用药物如非甾体抗炎药或镇痛药来控制疼痛和减轻炎症。这可以提高患者的舒适度,并促进康复。③ 物理治疗。物理治疗是帮助患者康复的重要组成部分。物理治疗师可以设计个性化的康复计划,包括肌肉强化、柔韧性练习和康复锻炼,以帮助患者逐渐恢复正常活动水平。④ 床旁治疗。对于需要床旁治疗的患者,医生和护理人员可以帮助患者进行合适的姿势调整、呼吸锻炼和被动关节运动,以防止并发症的发生。

(2)手术治疗:① 椎体成形术。这是一种微创手术,对于椎体骨折,特别是椎体压缩性骨折,可通过向椎体注射骨水泥来加强椎体,减轻疼痛并恢复椎体高度。② 椎弓根螺钉内固定术。

当胸椎骨折导致胸椎不稳定或伴有神经系统损伤时,可能需要进行椎弓根螺钉内固定术。这种手术通过植入螺钉或其他植入物来稳定椎弓根,以促使骨折愈合。③ 椎体融合术。通过将相邻的椎体连接在一起,使它们最终愈合为一个整体,提供更强大的支持和稳定性。

93 什么腰椎骨折?

腰椎骨折是指腰椎的一个或多个椎体发生裂缝、断裂或移位。腰椎骨折可能涉及不同的结构,包括椎体、椎弓、椎间盘等。

以下是关于腰椎骨折的一些重要信息:

(1)骨折类型:腰椎骨折可以分为多种类型,包括椎体骨折、椎弓骨折、椎间盘损伤等。椎体骨折通常是指椎体的裂缝、压缩或移位,而椎弓骨折涉及椎弓的破裂。椎间盘损伤可能导致椎间盘脱出或损坏。

(2)原因:腰椎骨折的主要原因是外伤,可以发生在交通事故、摔倒、运动伤害、跌落或其他暴力性撞击中。

(3)症状:腰椎骨折的症状可以因骨折的类型和程度而异。一般症状可能包括:① 腰背疼痛,可能是锐痛或胀痛。② 运动受限,特别是弯曲或扭转的活动。③ 感觉异常,如麻木或刺痛。④ 肌肉紧张或痉挛。

(4)诊断:诊断腰椎骨折通常需要综合使用临床评估和影像

学检查。临床评估包括详细的病史询问和体格检查；影像学检查通常包括 X 线检查、CT 检查和 MRI 检查，以获得更详细的骨折图像，并评估是否有神经系统受损。

（5）治疗：腰椎骨折的治疗方法取决于骨折的类型、位置和程度：对于轻度的、稳定的椎体骨折，可能采用保守治疗，包括休息、药物治疗和康复训练。严重的、不稳定的骨折可能需要手术治疗，包括椎体成形术、椎弓根螺钉内固定术或椎体融合术。

94 腰椎骨折的症状有哪些？

腰椎骨折的症状可以因骨折的类型、程度和位置而异。以下是一些可能出现的症状，需要注意的是，症状的严重程度可能取决于骨折的具体情况：

（1）腰背疼痛：腰椎骨折最常见的症状之一是腰背疼痛。这种疼痛可能是锐痛、刺痛或胀痛，通常位于受伤椎体的部位。疼痛可能会加重或加剧，尤其是在活动或咳嗽时。

（2）感觉异常：腰椎骨折可能导致神经系统受损，引起感觉异常。患者可能经历麻木、刺痛、痛觉异常或感觉丧失，这取决于受影响神经的位置。

（3）活动受限：由于疼痛和可能的骨折移位，患者可能经历活动受限，特别是在做弯曲、扭转或侧弯的动作时。

（4）肌肉紧张或痉挛：骨折可能导致周围肌肉的紧张或痉

挛,这可能增加疼痛的感觉。肌肉的异常紧张也可以影响患者的活动范围。

（5）呼吸困难：如果腰椎骨折导致椎体移位,可能会影响胸廓的正常运动,导致呼吸困难。这是一种严重的症状,需要紧急处理。

（6）姿势改变：部分腰椎骨折可能导致椎体的移位,引起患者的姿势改变。这可以通过视觉检查或X线检查来观察。

（7）神经系统症状：如果腰椎骨折涉及脊髓或神经根,可能出现更严重的神经系统症状,如四肢瘫痪、尿失禁、肛门感觉丧失等。这些症状需要紧急医疗处理。

（8）呼吸肌群疼痛：由于受伤的位置可能涉及呼吸肌群,患者可能感到胸部深处的疼痛,尤其是深呼吸或咳嗽时。

95 腰椎骨折的治疗方法有哪些?

腰椎骨折的治疗方法取决于骨折的类型、位置、程度,以及是否伴有神经系统损伤。治疗的目标包括减轻疼痛、恢复腰椎的稳定性,并防止潜在的神经系统并发症。以下是一些常见的腰椎骨折治疗方法：

（1）保守治疗：① 休息和活动限制。在初期,患者可能需要休息来减轻疼痛,并限制活动,以防止进一步的损伤。医生会根据骨折的愈合情况来指导活动程度。② 药物治疗。使用药物如非甾体抗炎药或镇痛药来控制疼痛和减轻炎症。这可以提高患者的舒适度，并促进康复。③ 物理治疗。物理治疗是帮助患者康复的重要组成部分。物理治疗师可以设计个性化的康复计划，包括肌肉强化、柔韧性练习和康复锻炼，以帮助患者逐渐恢复正常活动水平。④ 床旁治疗。对于需要床旁治疗的患者，医生和护理人员可以帮助患者进行合适的姿势调整、呼吸锻炼和被动关节运动，以防止并发症的发生。

（2）手术治疗：① 椎体成形术。这是一种微创手术，对于椎体骨折，特别是椎体压缩性骨折，可通过向椎体注射骨水泥来加强椎体，减轻疼痛并恢复椎体高度。② 椎弓根螺钉内固定术。当腰椎骨折导致腰椎不稳定或伴有神经系统损伤时，可能需要进行椎弓根螺钉内固定术。这种手术通过植入螺钉或其他植入物来稳定椎弓根，以促使骨折愈合。③ 前路手术。对于某些腰椎骨折，特别是涉及椎体的情况，可能需要通过前路手术，即通过腹腔或腰部进行手术。这种手术可能包括椎体置换或其他植入物的植入。④ 椎体融合术。通过将相邻的椎体连接在一起，使它们最终愈合为一个整体，提供更强大的支持和稳定性。

**第八篇
强直性脊柱炎**

96 什么是强直性脊柱炎？

强直性脊柱炎是一种慢性炎症性疾病，主要侵犯骶髂关节、脊柱、脊柱旁软组织及外周关节，并可伴发关节外表现，严重者可发生脊柱畸形和强直。下腰痛是该疾病早期的典型表现，患者有下腰部或臀部等部位钝痛，进而出现脊柱活动受限及僵直感，晚期可能导致脊柱变形。强直性脊柱炎的病因目前尚不明确，但遗传和环境因素在该疾病的发病中发挥作用。已证实，强直性脊柱炎的发病和人类白细胞抗原 B27（HLA－B27）密切相关，并有明显家族聚集倾向，我国强直性脊柱炎患者的 HLA－B27 阳性率高达 90％。

97 强直性脊柱炎的症状有哪些？

（1）疼痛：疼痛是强直性脊柱炎最常见的症状之一，主要出现在下腰部或骶髂关节等部位。疼痛可以是钝痛、隐痛或酸痛，有时也可以表现为晨僵和运动后疼痛。疼痛可能会随着病情的进展而加剧。

（2）晨僵：强直性脊柱炎患者可能会出现晨僵的症状，即早晨起床后感觉脊柱僵硬、不灵活，活动后可以缓解。这是由于疾病导致的关节周围纤维组织增生，使关节强直而引起的。

（3）肌腱、韧带骨附着点疼痛：强直性脊柱炎患者可能会出现肌腱、韧带骨附着点疼痛的症状，如跟腱炎、足底筋膜炎等。这些症状是由于炎症反应累及周围组织引起的。

此外，强直性脊柱炎还可能伴随其他症状，如乏力、低热、盗汗、食欲不振等。病情严重的患者可能会出现脊柱畸形和功能障碍，影响日常生活。

98 强直性脊柱炎的治疗方法有哪些？

强直性脊柱炎是一种慢性炎症性疾病，需要综合治疗。以下是强直性脊柱炎的主要治疗方法：

（1）药物治疗：药物包括非甾体抗炎药、免疫抑制剂、生物制剂等，可以缓解疼痛、减轻炎症反应、控制病情进展。其中，生物制剂如肿瘤坏死因子抑制剂等可以显著改善病情，但价格较为昂贵，需要定期注射。

（2）物理治疗：包括按摩、体育锻炼等，可以缓解疼痛，减轻僵硬感，改善肌肉力量。其中，游泳、瑜伽等轻度运动可以作为强直性脊柱炎患者的锻炼方式。

（3）手术治疗：对于严重的强直性脊柱炎患者，手术治疗可能是必要的。手术包括脊柱矫形、关节置换等，可以改善脊柱和关节的功能，减轻疼痛。但手术风险较高，需要谨慎考虑。

（4）生活方式调整：生活方式调整也是强直性脊柱炎治疗的重要方面。患者应该保持健康的饮食、充足的睡眠和适当的运动，避免过度劳累和不良姿势。此外，戒烟和避免过度饮酒也是重要的。

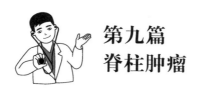

第九篇
脊柱肿瘤

99 什么是脊柱肿瘤?

　　脊柱肿瘤是指发生于脊柱的原发性和转移性肿瘤。脊柱原发性肿瘤较罕见,所占比例不超过5%;而转移性肿瘤占95%以上。脊柱是恶性肿瘤骨转移最常发生的部位,30%～70%的恶性肿瘤患者会发生脊柱转移,其原发肿瘤以肺癌、乳腺癌、前列腺癌、肾癌、甲状腺癌等多见,转移部位多见于胸椎(约60%),其次是腰骶椎(约25%),颈椎较为少见。肿瘤组织可直接破坏

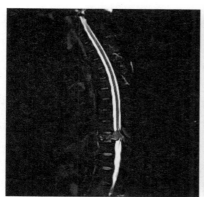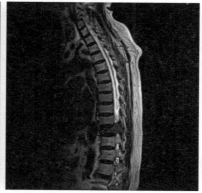

脊柱肿瘤影像图

骨质,影响脊柱的稳定性,也可压迫脊髓、神经根,引起神经功能障碍。由于脊柱肿瘤的特殊解剖位置,周围组织结构较为复杂,给临床诊断和手术治疗带来了巨大困难,致残率和致死率较高。

100 脊柱肿瘤的分类有哪些?

脊柱肿瘤可以根据其性质分为原发性良性肿瘤、原发性恶性肿瘤和转移性肿瘤。

(1)原发性良性肿瘤:相对较少见,主要包括椎体血管瘤、神经胶质瘤、动脉瘤样骨囊肿、骨母细胞瘤等。这些肿瘤通常生长缓慢,与周围组织界限清楚,较少发生转移。

(2)原发性恶性肿瘤:包括多发性骨髓瘤、脊索瘤、骨巨细胞瘤、骨肉瘤等。这些肿瘤通常生长迅速,与周围组织界限不清,容易浸润和破坏周围组织。原发性恶性肿瘤通常需要手术治疗,并结合放、化疗等辅助治疗。

(3)转移性肿瘤:脊柱是恶性肿瘤骨转移最常发生的部位之一。常见的原发肿瘤有肺癌、乳腺癌、前列腺癌、肾癌、甲状腺癌等。转移性肿瘤通常已经扩散到其他部位,生长迅速,预后较差。治疗方面需要考虑手术、放疗、化疗等综合手段,以缓解疼痛、控制病情进展、提高生活质量为主要治疗目标。

101 脊柱肿瘤的症状有哪些？

脊柱肿瘤的症状因肿瘤的性质、部位和进展情况而异，但通常包括以下几个方面：

（1）疼痛：可能表现为局部疼痛或放射到周围组织的疼痛。疼痛的程度和性质取决于肿瘤的性质和进展情况，但通常会随着病情的加重而加剧。背痛往往是脊柱肿瘤患者最初的症状或唯一症状，主要由肿瘤侵犯周围组织引起。此外，恶性肿瘤常常破坏骨质而引起病理性骨折。若肿瘤压迫或侵犯神经根，也可引起神经根支配部位的疼痛。

（2）局部肿块：脊柱肿瘤可在脊柱部位形成肿块，随着肿瘤的生长，肿块会逐渐明显，可于背部看到皮肤软组织隆起并触及包块。良性肿瘤形成的肿块通常较小，生长缓慢；而恶性肿瘤则可能生长迅速，形成较大的肿块。

（3）脊柱畸形：由于肿瘤的生长和侵蚀，脊柱的骨质和结构可能会受到影响，导致脊柱出现畸形，如脊柱侧凸等。

（4）神经功能障碍：脊柱肿瘤可能压迫或侵蚀脊柱周围的神经组织，导致神经功能障碍。根据肿瘤的部位和大小，可能出现不同的神经功能障碍症状，如感觉异常、运动障碍、肌肉萎缩等。

（5）全身症状：肿瘤晚期可出现消瘦、乏力、贫血、发热等全身消耗症状。

102 脊柱肿瘤的治疗方法有哪些?

脊柱肿瘤的治疗方法根据肿瘤的性质、部位和进展情况而不同。主要包括以下几种:

(1) 手术治疗:手术治疗是脊柱肿瘤的主要治疗方法之一。根据肿瘤的性质和部位,可以选择不同的手术方式,如局部切除、椎体置换、全脊柱切除等。对于转移性肿瘤,手术的主要目的是减轻疼痛、控制病情进展和提高生活质量。

(2) 放疗:放疗是利用高能射线对肿瘤进行照射,以杀死肿瘤细胞。对于不能进行手术的脊柱肿瘤患者,放疗可以缓解疼痛、控制肿瘤生长和延长生存期。

(3) 化疗:化疗是利用化学药物对肿瘤细胞进行杀灭或抑制其生长的治疗方法。对于恶性脊柱肿瘤,化疗可以控制病情进展、缓解疼痛和延长生存期。

(4) 其他治疗:包括对症治疗、物理治疗、免疫治疗、靶向治疗、基因治疗等。免疫、靶向及基因治疗近年来在恶性肿瘤的治疗上取得了一些成果,但距离广泛应用还有一定的差距。

第十篇
椎体血管瘤

103 什么是椎体血管瘤？

椎体血管瘤是脊柱最常见的良性肿瘤，包括海绵状血管瘤、毛细血管瘤、静脉血管瘤三种。其中以海绵状血管瘤最为常见，在人群中的发病率约为 10%。发病人群以中年女性多见，多发于胸椎和腰椎。大多数椎体血管瘤无症状，但少数（约 1%）出现症状，成为症状性血管瘤。侵袭性血管瘤可逐渐膨胀生长，破坏骨皮质，甚至压迫神经，可引起局部的背痛、压痛及相应的神经症状。X 线及 CT 检查可显示栅栏样改变，椎体外形正常或略膨胀，椎间隙正常。在 MRI 检查中，因大量增生的毛细血管及扩张的血窦、脂肪基质、残存的粗大骨小梁，典型的血管瘤呈 T_1WI、T_2WI 高信号。侵袭性血管瘤则呈 T_1WI 低信号、T_2WI 高信号，增强扫描可见强化。大多数椎体血管瘤不需要治疗。少数出现症状的病例可行放疗、血管栓塞、椎体成形术、手术治疗等。

104 椎体血管瘤的发病原因是什么?

目前关于椎体血管瘤的发病原因尚无定论,以下因素可能影响椎体血管瘤的形成:

(1)遗传因素:部分椎体血管瘤与遗传因素有关,特别是家族中有血管瘤病史的人,更容易发生椎体血管瘤。

(2)血管异常:部分学者认为海绵状血管瘤可能与椎体内部血管系统的异常增生或结构异常有关,导致血管瘤的形成。

(3)环境因素:如长期接触对自身有害的物质,如塑料、油漆、皮革等,可能会使血管内皮细胞出现病变反应,从而诱发椎体血管瘤。

(4)损伤和刺激:外伤、慢性损伤、刺激或炎症也可能导致椎体血管瘤的形成。

105 椎体血管瘤的症状有哪些?

大多数椎体血管瘤无临床症状。只有很少一部分患者会出现症状,称为症状性血管瘤,以下是症状性血管瘤患者可能出现的症状:

(1)背痛:症状性血管瘤患者的症状大多表现为背痛。这可能是由于血管瘤增生压迫周围组织引起。

（2）神经症状：当椎体血管瘤生长到一定程度时，可能会压迫周围的神经组织，从而产生一系列神经症状，如四肢无力、麻木、疼痛等。严重时可能导致瘫痪。

（3）病理性骨折：椎体血管瘤可侵犯椎体，引起椎体病变，最终导致病理性骨折，出现疼痛或神经损害症状。

（4）其他不适症状：除了上述症状外，椎体血管瘤还可能引起其他不适症状，如食欲不振、消瘦、疲劳等。这些症状可能与肿瘤对全身的影响有关。

106 椎体血管瘤的治疗方法有哪些？

大多数椎体血管瘤不需要治疗，对于无症状或症状较轻的患者，可以采取定期随访的策略。对于少数出现症状的病例可进行放疗、血管栓塞、椎体成形术或手术治疗。目前对于有症状的椎体血管瘤最常用的方法是经皮椎体成形术，通过注入骨水泥，稳定脊柱微小骨折，以及栓塞肿瘤，使血管瘤体积减小、坏死，同时骨水泥聚合过程中的发热反应也可灭活肿瘤细胞，从而达到止痛效果，术后患者临床症状明显缓解。放疗是一种常用的治疗血管瘤的非手术方法，对 2/3 以上的病例有效。血管栓塞技术对于侵袭性血管瘤也能取得不错的疗效。手术治疗通常包括切除或减小血管瘤，重建椎体结构，稳定脊柱，并减轻对周围神经结构的压迫。

第十一篇
脊柱感染

107 什么是脊柱感染?

　　脊柱感染是指由不同病原微生物引起的脊柱不同部位(椎体、椎间盘、附件、椎管和邻近椎旁组织)的一系列感染性疾病,常导致椎间盘炎、脊柱炎等炎症性疾病,占全身骨骼肌肉系统感染的 2‰~7‰。按照感染部位,脊柱感染可分为椎体感染、椎弓根和关节感染及硬膜外脓肿。按照病原体类型,脊柱感染可分为细

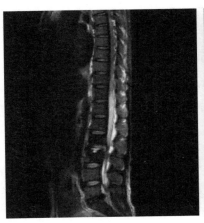 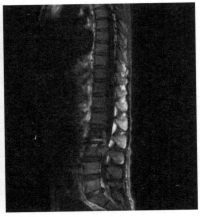

脊柱感染影像图

菌性感染、结核感染和真菌性感染。其中细菌性感染最为常见，如金黄色葡萄球菌、溶血性链球菌等细菌感染。脊柱感染可破坏脊柱结构，引起腰痛、活动受限、发热等，严重时可能引起截瘫，甚至危及生命。治疗方法包括抗生素治疗、手术治疗、康复治疗等。在预防方面，保持个人卫生、避免过度劳累和外伤等都是重要的措施。

108 脊柱感染的原因是什么？

脊柱感染按病原体类型可分为细菌性感染、结核感染和真菌性感染。其中细菌性感染最为常见，通常为金黄色葡萄球菌或溶血性链球菌引起的化脓性感染。此外，结核分枝杆菌、布鲁氏菌等特异性细菌感染也可能导致脊柱感染。脊柱感染通常是由血流感染播散而来，任何导致菌血病的情况都有可能引起血源性感染。由于椎体处于血流末端，脊柱静脉系统内血流缓慢，可以停滞甚至逆流。因此，任何静脉系统内有细菌栓子均可到达脊柱内，细菌栓子或其他致病因子容易沉积于此，导致椎体感染。此外，椎旁静脉系统没有静脉瓣，腹腔或胸腔压力增高时会引起静脉血液反流，导致细菌通过血源性播散引起感染。老年，免疫力受损，近期有外伤、手术或其他侵入性操作者易发生感染。

109 脊柱感染的症状有哪些?

脊柱感染的症状可因感染的具体部位、病原体类型而不同,常见症状如下:

(1)疼痛:这是脊柱感染最常见的症状之一。疼痛通常在感染部位最为剧烈,并可能放射到周围的神经根或脊髓。疼痛可能会因活动或触碰而加重。亚急性和慢性脊柱感染患者临床症状不明显,可能仅表现为疼痛,如胸痛、腹痛、腰痛等。

(2)发热:脊柱感染时,由于常伴有菌血病,患者可出现发热、寒战等全身症状。发热可随着感染的加重而升高,但在治疗期间通常会逐渐降低。

(3)活动受限:脊柱感染可导致脊柱僵直,使患者的活动能力受到限制,影响患者姿势和日常生活。

(4)神经功能障碍:脊柱感染可能会压迫神经根或脊髓,导致神经功能障碍。这可能包括感觉异常、肌肉无力或麻痹,甚至引起截瘫等。

(5)病理性骨折:感染破坏椎体及椎间盘,可导致椎体病理性骨折,造成脊柱畸形和不稳定。

110 脊柱感染的治疗方法有哪些?

（1）药物治疗：使用抗生素是治疗脊柱感染的重要手段，使用时应注意恰当、足量、足疗程。根据感染病菌的不同，可以选择不同的抗生素进行治疗。药物治疗一般通过口服、外用或者静脉滴注等途径给药。药物治疗过程中，医生会根据患者的病情和药物敏感试验来调整药物剂量和种类，以达到最佳治疗效果。

（2）手术治疗：对于药物治疗无法控制的脊柱感染，或者伴有椎间盘破坏、椎间隙狭窄、椎体压缩性骨折等并发症的患者，手术治疗是必要的治疗措施。手术方式根据患者具体情况而定，包括清创引流术、植骨融合术、内固定术等。手术治疗可以有效地清除感染病灶，缓解疼痛，改善神经功能，并预防并发症的发生。

（3）康复治疗：康复治疗是脊柱感染治疗的重要环节。康复治疗主要包括物理疗法、运动疗法等。通过康复治疗，可以促进患者肌肉力量的恢复，减轻疼痛，改善脊柱的稳定性和灵活性，提高患者的生活质量。

（4）一般治疗：主要包括休息、饮食调理、心理支持等。患者在治疗期间需要充分休息，避免过度劳累和剧烈运动。饮食方面要注意营养均衡，多摄入富含蛋白质、维生素和矿物质的食物。同时，心理支持也是治疗过程中不可忽视的一环，患者需要保持良好的心态，积极配合治疗。

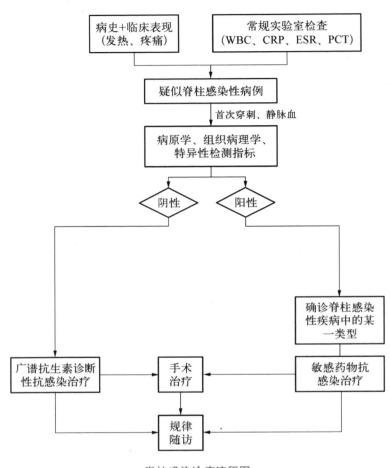

脊柱感染诊疗流程图

 脊柱感染的预后如何?

　　脊柱感染的预后取决于多种因素,包括感染的病菌种类、感染的严重程度、治疗的方式和效果等。一般来说,如果脊柱感染得到及时、有效的治疗,预后一般较好。若治疗不当或者病情严重,可能会留下后遗症,如脊柱僵直、椎间盘破坏、椎间隙狭窄等。因此,发现脊柱感染后应及时就诊并治疗。脊柱感染的患者需要充分休息,避免剧烈运动和过度劳累。同时,要进行适当的康复训练,如物理疗法、运动疗法等,以恢复肌肉力量和脊柱的稳定性。

此外,预防脊柱感染的措施也十分重要。保持个人卫生、避免过度劳累和外伤等都是有效的预防措施。对于存在免疫系统缺陷或者慢性疾病的患者,要积极治疗原发病,增强身体免疫力,以降低感染的风险。

112 脊柱感染的并发症有哪些?

脊柱感染的并发症可能涉及脊柱本身和周围的神经、血管、内脏等多个器官和系统,以下是一些常见的并发症:

(1)疼痛和僵硬:感染导致脊柱周围软组织炎症和水肿,刺激神经根和脊髓,引起疼痛和僵硬。随着感染的加重,疼痛和僵硬的程度也会逐渐加重。

(2)神经损伤:感染可能压迫或侵蚀脊柱内的神经组织,导致神经损伤。如果神经损伤严重,可能会导致感觉异常、肌肉无力或麻痹等。

(3)脊髓炎:严重的脊柱感染可能扩散到脊髓,引起化脓性脊髓炎。

（4）脓肿：感染会导致脊柱周围产生大量脓液，如果治疗不当或引流不畅，可形成局部脓肿，导致压迫和持续感染。

（5）病理性骨折：感染可能破坏脊柱的结构完整性，引起病理性骨折，导致脊柱不稳定。这可能会导致疼痛、僵硬和活动受限等症状。

（6）脊柱畸形：脊柱感染严重时，可引起脊柱后凸畸形，进而影响关节功能。

（7）功能障碍：脊柱感染会导致患者疼痛、僵硬和活动受限等症状，从而影响患者的日常生活和工作能力。如果治疗不当或康复不及时，可能会导致功能障碍。

113 什么是脊柱结核？

脊柱结核是一种由结核分枝杆菌引起的慢性脊柱感染，占所有骨与关节结核的约 50%。它通常发生在身体负重较大、活动较多的关节，以胸椎最常见，腰椎、颈椎次之。结核分枝杆菌可以通过空气飞沫传播，也可能通过消化道、淋巴系统和血液传播。免疫功能低下是脊柱结核发病的一个重要因素，如糖尿病、艾滋病、恶性肿瘤、长期使用免疫抑制剂等。其他一些因素，如年龄、性别、营养状况和地域差异，也可能影响脊柱结核的发病。患者往往有既往结核病史或结核患者接触史。椎体结核可根据病变部位分为中心型和边缘型两种。中心型椎体结核多见于 10 岁以下儿童,好发于胸椎。边缘型椎体结核多见于成人,好发于腰椎。脊柱结核严重影响患者的健康,并可能导致严重的脊柱畸形和瘫痪,因此需要及时诊断和治疗。脊柱结核的诊断需要结合临床表现、实验室检查、影像学检查和病理学检查等多方面。目前治疗以抗结核药物治疗为主。在预防方面,应保持个人卫生,避免过度劳累和外伤等。同时,积极治疗原发病和增强身体免疫力也有助于降低感染的风险。

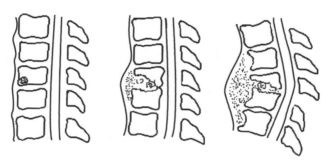

脊柱结核

114 脊柱结核的症状有哪些?

脊柱结核影响患者的健康,并可能导致严重的脊柱畸形和瘫痪。以下是脊柱结核的主要症状:

(1)全身症状:主要为结核毒血症状,包括午后低热、乏力、盗汗、食欲下降、体重减轻等症状。部分患者也可无明显全身症状。

（2）局部症状：腰背部疼痛和脊柱活动受限，多在劳累后加重，休息后缓解。此外，患者还可能出现淋巴结结核、椎旁脓肿或流注脓肿等。

（3）神经损害：如下肢麻木无力、瘫痪或括约肌功能障碍。可能是由于结核寒性脓肿或肉芽肿压迫脊髓和神经根引起。

（4）脊柱畸形：骨质破坏常见于脊柱结核的中晚期，脊柱结核可能会导致脊柱变形，尤其是在胸椎部位。病变部位可能会出现后凸、侧凸等畸形，导致患者姿态异常。

115 脊柱结核的治疗方法有哪些？

脊柱结核的治疗主要包括抗结核药物治疗、保守治疗和手术治疗，应根据患者实际情况选择合适的治疗方法。以下是脊柱结核的主要治疗方法：

（1）抗结核药物治疗：抗结核药物是治疗脊柱结核的基础。使用时应遵循抗结核药物治疗原则：早期、联合、适量、规律、全程。常用药物包括异烟肼、利福平、吡嗪酰胺、链霉素、乙胺丁醇等。这些药物可以杀死结核分枝杆菌，减轻炎症反应，缓解疼痛等症状。在药物治疗期间，需要根据患者的具体情况调整药物剂量和种类，并注意监测不良反应。

（2）保守治疗：对于一些轻度的脊柱结核患者，可以采用保守治疗的方法。保守治疗主要包括支持治疗、卧床休息、支具固定、物理治疗等。通过保守治疗，可以减轻疼痛、缓解症状、控制病情发展，等待手术时机。

（3）手术治疗：一般用于有脊髓受压、神经功能障碍、脊柱稳定性破坏、脊柱严重或进行性后凸畸形的情况。常用的手术方式有单纯脊柱结核病灶清除术、脓肿引流术、单纯后路椎骨融合术等。

第十二篇
骨质疏松症

116 什么是骨质疏松症？

　　骨质疏松症是一种全身性疾病，其特征是骨量减少、骨质量受损和骨强度降低，导致骨脆性增加，容易发生骨折。骨质疏松症是一种可诊断、可治疗的疾病。可分为原发性骨质疏松症（绝经后骨质疏松症、老年骨质疏松症、特发性骨质疏松症）和继发性骨质疏松症。骨质疏松症早期往往没有明显的症状，随着疾病发展可出现骨痛、脊柱变形、发生骨质疏松性骨折。

　　骨质疏松症的治疗方法包括抗骨质疏松药物治疗、生活方式调整、物理治疗等。抗骨质疏松药物包括钙剂、维生素 D、骨吸收

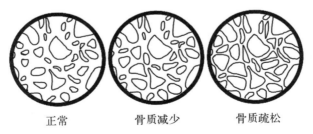

| 正常 | 骨质减少 | 骨质疏松 |

骨质变化示意图

抑制剂、骨形成促进剂等,可以增加骨密度和骨质量,降低骨折风险。生活方式调整包括饮食调整、运动锻炼等,可以改善骨骼健康状况。物理治疗包括物理因子治疗、按摩等,可以缓解疼痛、改善肌肉力量和关节活动度。

 骨质疏松症的症状有哪些?

在疾病早期患者往往没有明显的临床症状,随着疾病发展可出现下列症状:

(1)骨痛:骨质疏松症患者可能会出现骨痛症状,通常表现为腰背疼痛或全身骨痛。疼痛可能在身体负荷增加时加重,如走路、爬楼梯或长时间站立等。疼痛也可能与骨折有关,特别是椎体骨折。

(2)脊柱变形:骨质疏松症可能导致患者体型发生改变。由于骨骼变薄和脆弱,患者可能会出现驼背、脊柱后凸等体型改变。这些改变可能导致患者身高降低、姿势改变和活动受限。严重者还可出现胸廓畸形、腹部脏器功能异常等。

(3)骨质疏松性骨折:骨质疏松症患者的骨骼变得脆弱,更容易发生骨折。骨折部位通常包括椎体、髋部、手腕等。骨质疏松症导致的骨折往往比其他原因引起的骨折更加严重,恢复时间更长。

118 如何预防骨质疏松症?

骨质疏松症是一种常见的骨骼疾病,表现为骨骼脆弱、骨折风险增加,对身体健康造成严重影响。以下是一些预防骨质疏松症的方法:

(1)饮食调整:合理的饮食是预防骨质疏松症的关键。建议摄入富含钙、磷、维生素 D 等营养素的食物,如牛奶、豆制品、鱼、瘦肉、绿叶蔬菜等。同时,要控制饮食中盐的摄入量,以减少体内钙的流失。

(2)适量运动:适量的运动可以增加骨骼的负荷,促进骨骼的生长和发育。可以适量开展负重运动,如跑步、跳跃、爬山等,有助于增加骨密度。

(3)避免烟酒:吸烟和饮酒都会对骨骼健康造成负面影响。吸烟会加速骨骼的衰老和流失,而饮酒则会降低体内维生素 D 的水平,影响骨骼的钙化。因此,要尽量避免吸烟和饮酒。

(4)定期体检:定期进行骨密度检查可以及早发现骨质疏松症,及时进行预防和治疗。骨密度检查是目前诊断骨质疏松的一个重要检查方法,双能 X 射线吸收法是骨质疏松诊断的"金标准"。

(5)合理用药:在医生的指导下,合理使用预防和治疗骨质疏松症的药物,如钙剂、维生素 D、骨吸收抑制剂等,使用药物时务必遵循医嘱。

119 骨质疏松症的治疗方法有哪些?

骨质疏松症是一种骨骼疾病,其特征是骨量减少、骨质量受损和骨强度降低,导致骨折风险增加。以下是骨质疏松症的主要治疗方案:

(1)基础治疗:基础治疗是骨质疏松症治疗的重要环节,包括调整生活方式和饮食习惯。建议保持健康的饮食,摄入富含钙、磷、维生素 D 等营养素的食物,如牛奶、豆制品、鱼、瘦肉、绿叶蔬菜等。同时,要适当运动,增加骨骼的负荷,改善身体的柔韧性和平衡性。此外,戒烟限酒,避免过度摄入咖啡因和碳酸饮料等也是基础治疗的重要内容。

(2)药物治疗:药物治疗是骨质疏松症治疗的主要手段之一。抗骨质疏松药物可以增加骨密度和骨质量,降低骨折风险。药物包括钙剂、维生素 D、骨吸收抑制剂、骨形成促进剂等,需要根据患者的具体情况进行个体化治疗。例如,双膦酸盐类药物可以抑制骨吸收,改善骨密度和骨质量;雌激素受体调节剂可以抑制破骨细胞活性,减少骨丢失;选择性雌激素受体调节剂可以改善骨密度和骨质量,降低骨折风险等。

(3)激素替代治疗:这是一种常用的骨质疏松症治疗方法,适用于绝经后女性骨质疏松症患者。激素替代治疗可以补充体内的雌激素水平,减少骨丢失,提高骨密度和骨质量。但是,激素替代治疗也存在一定的风险和副作用,需要在医生的指导下进行。

（4）外科治疗：主要用于骨质疏松性骨折的预防和治疗。外科治疗包括椎体成形术、椎体后凸成形术、经皮椎体成形术等，可以缓解疼痛，恢复椎体高度和形态，防止椎体进一步压缩变形。

（5）其他治疗：包括物理治疗（如电刺激、热敷、冷敷、超声波治疗）、运动治疗（如负重运动、瑜伽）等。

120 骨质疏松症如何导致脊柱骨折？

骨质疏松症是一种全身疾病，其特征在于骨量减少，骨骼变薄，易发生骨折。骨质疏松性骨折是指受到轻微创伤或日常活动中即发生的骨折，多由骨质疏松症引起。骨质疏松性骨折常常发生在椎体、髋部、前臂远端、肱骨近端等部位。

此外，骨质疏松症患者内分泌代谢紊乱，影响骨骼健康。内分泌代谢紊乱可能导致骨骼生长和发育的异常，进一步加剧骨质疏松和骨折的风险。骨质疏松症患者往往需要长期卧床，缺乏运动导致肌肉萎缩和骨骼退化，进一步影响骨骼健康，使骨折的风险增加。因此，骨质疏松患者应当积极进行治疗，并预防骨质疏松性骨折的发生。